AF345544

Riesgos laborales:
una visión cultural

3363.11
F499r   Finkelstein, Rodrigo.
         Riesgos laborales: una visión cultural / Rodrigo Finkelstein.
         1a. ed. – Santiago de Chile: Universitaria, 2018.
         157 p.; 15,5 x 23 cm. – (Estudios)
         Bibliografía: p. 155-157.

         ISBN: 978-956-11-2599-5

1. Riesgos laborales.   2. Prevención de accidentes.
3. Cultura corporativa.
I. t.

Texto compuesto en tipografía *Palatino 11/13*

Se terminó de imprimir esta
PRIMERA EDICIÓN
en los talleres de Salesianos Impresores S.A.
General Gana 1486, Santiago de Chile,
en diciembre de 2018.

IMAGEN DE PORTADA
©ivector/shutterstock.com

DIAGRAMACIÓN
Yenny Isla Rodríguez

DISEÑO DE PORTADA
Norma Díaz San Martín

Rodrigo Finkelstein

Riesgos laborales:
una visión cultural

La publicación de esta obra fue evaluada
por el Comité Editorial de Editorial Universitaria
y revisada por pares evaluadores especialistas en la materia,
propuestos por Consejeros Editoriales de las distintas disciplinas.

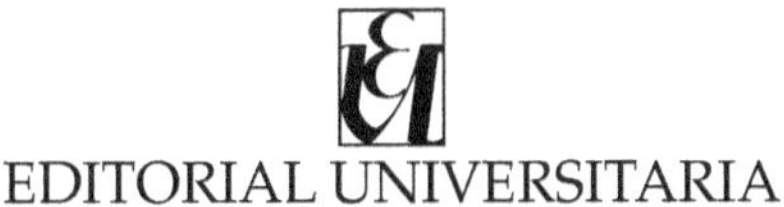

EDITORIAL UNIVERSITARIA

A la memoria de mi madre Elena Ogueta

ÍNDICE

Capítulo 1
Visión Cultural: Fundamentos y características

Capítulo 2
Cultura Organizacional y Seguridad Laboral

Capítulo 3

Dimensiones Culturales del Riesgo

Capítulo 4

Paradigmas

Capítulo 5
Diagnóstico cultural del riesgo

AGRADECIMIENTOS

Mis mayores agradecimientos a mi amiga y colega Fabiola Salas, por sus críticas, sugerencias, y sobre todo por su esfuerzo y dedicación en sacar adelante la publicación de este libro, y que hoy se encuentra impreso y distribuido gracias a ella, quien se ocupó de cada detalle mientras yo me encontraba finalizando mis estudios de Doctorado en Canadá. También deseo agradecer a Juan Pablo Toro, tanto por revisar los primeros manuscritos y darme el aliento inicial para publicarlos, como por asumir la tarea de escribir el prólogo a pesar de disponer de tiempos muy ajustados. Agradezco especialmente a Jaime Peirano, Gerente de Mutual Asesorías, por creer en este proyecto y apoyar a su financiamiento mediante la adquisición de ejemplares. Un sincero agradecimiento a Sofía Vargas por sus comentarios y sugerencias a varias secciones del libro. Doy también gracias al equipo técnico y administrativo de Editorial Universitaria por hacer de la publicación un proceso fluido, sencillo y amable. Finalmente, agradezco a la vida el haberme regalado dos años de paz y tranquilidad para escribir este libro en la ciudad de Vancouver.

RODRIGO FINKELSTEIN
Vancouver, 17 de Septiembre, 2018

PRÓLOGO

Con este libro Rodrigo Finkelstein se compromete en una tarea compleja y desafiante, como es la de proponer un paradigma distinto al modelo en uso para el abordaje de la salud y la seguridad en el trabajo. Su aseveración inicial es que el concepto del riesgo laboral que se desarrolló en pleno auge del modelo de desarrollo industrial, y que prevalece hasta ahora, está obsoleto. Las complejas transformaciones del trabajo que han venido de la mano de la utilización de las nuevas tecnologías, del incremento de la participación femenina en la fuerza de trabajo, y del crecimiento del sector servicios, entre otras mutaciones experimentadas desde las últimas décadas del siglo xx, obligan, según Finkelstein, a repensar el concepto mismo del riesgo y sus supuestos fundantes a fin de adecuar la prevención y la intervención a las demandas actuales.

La propuesta de Finkelstein es hacer una descripción y una argumentada crítica a lo que él denomina "paradigma tradicional" en la prevención de riesgos laborales. Se trata, nos dice, de una perspectiva profundamente enraizada en una epistemología positivista, objetiva y cuantitativa, en extremo funcional a los propósitos productivistas, que invisibiliza o desatiende los aspectos subjetivos y culturales que se juegan en el entorno laboral, siendo estos últimos tanto o más importantes a la hora de prevenir eficazmente los riesgos laborales.

Sobre este punto de partida elabora una crítica y una propuesta alternativa no meramente basada en la amplia literatura que tiene a la vista, sino en su propio conocimiento y experiencia en terreno sobre los temas que aborda. Para desplegar su crítica hace uso de su práctica como analista, de los hallazgos que derivan de ella y de la convicción que se ha forjado respecto de las limitaciones del modelo y de los procedimientos en uso en cuanto a la efectividad de las medidas preventivas que se pueden llevar a cabo desde esa perspectiva, que opera como un marco implícito y, por defecto, sin opciones alternativas.

La clave para generar una nueva visión del riesgo está en ampliar la mirada restringida que se ha tenido sobre los factores desencadenantes de los accidentes y de las enfermedades ocupacionales, la que ha quedado anclada en una noción estrecha y limitada. Se trata de avanzar hacia una visión que incorpore en el análisis, en forma central, los determinantes sociales y culturales. Las nuevas condiciones en que se despliega el trabajo hacen imprescindible considerar los riesgos derivados de las nuevas formas en que se organiza y se diseña, aspectos que no han sido advertidos ni menos controlados por la visión tradicional.

El gran valor del texto es que Finkelstein no se da por satisfecho con la mera enunciación de las carencias que tiene el modelo tradicional del riesgo y con su contraparte, la identificación de las fortalezas de la visión cultural y social que propone, sino que presenta el marco conceptual que sostiene su propuesta y, más relevante aún, desglosa con detalle los pasos metodológicos para llevar a cabo su propuesta metodológica, el Diagnóstico Cultural del Riesgo (DCR).

La apelación de Finkelstein es a sustituir el modelo de riesgo y prevención prevaleciente, de naturaleza epistemológica positivista y de perspectiva nomotética, funcionalista y managerial por una perspectiva cultural socioantropológica en la que el riesgo y el accidente no pueden ser entendidos en una relación causal determinista mecánica y simple, explicada sobre la base de leyes generales y que termina por responsabilizar individualmente al trabajador. Una visión cultural del riesgo debe considerar, más bien, un acercamiento situado, de naturaleza ideográfica que, a través de técnicas de investigación social, preste atención a los testimonios que entregan las personas involucradas en reportes directos de su propia voz, que permitan desarrollar un análisis interpretativo, explicativo y contextualizado del incidente o del entorno laboral en cuestión. Como se comprende, la tarea que propone Finkelstein supone un cambio radical en la forma cómo se administran la salud y la seguridad en el trabajo, esto es, la manera cómo se concibe y cómo deben analizarse el riesgo y sus determinantes y, por ende, cómo se interviene con propósitos preventivos. Finkelstein nos dice que las políticas y procedimientos actuales están marcados por una concepción que describe y prescribe comportamientos en forma simplista, amparada por las necesidades que emanan de una perspectiva centrada esencialmente en el logro de objetivos de producción que terminan descuidando a las personas. Por el contrario, una efectiva atención a la salud y a la seguridad de los miembros de la organización para evitar accidentes, enfermedades y el malestar de los trabajadores requiere de un esfuerzo de las empresas e instituciones que se oriente a armonizar las exigencias que plantea la eficiencia con las necesidades de sus miembros, para lo cual es ineludible la superación de la perspectiva individualista tradicional y atender a la cultura organizacional, más específicamente a las dimensiones culturales del riesgo que el autor enumera y detalla. Asumir este enfoque supone compartir los presupuestos de una epistemología constructivista alternativa a la visión tradicional, con una postura ideográfica y métodos y técnicas cualitativas e interpretativas para rendir cuenta del riesgo.

El tratamiento de las dimensiones culturales del riesgo constituye un aspecto central del texto; ellas configuran el modelo que ha generado Finkelstein para llevar a cabo el DCR. Corresponden, por una parte, a componentes de la organización del trabajo reconocidos ampliamente en la literatura como factores de riesgo psicosocial (por ejemplo demandas del trabajo, control sobre la tarea y autonomía, retribuciones). Estos se complementan, por otra parte, con dimensiones que han sido reconocidas por distintos marcos teóricos como componentes de la cultura organizacional (por ejemplo valores y creencias).

Las once dimensiones que componen su modelo tienen distinta naturaleza: algunas pueden ser objetivas y materiales así como otras pueden manifestarse solo a nivel subjetivo y ser inconscientes, por lo cual su develamiento requerirá la voz de los actores de la organización que interpreten y den sentido a las condiciones de su trabajo y a las situaciones en estudio. El análisis de cada una de ellas y de sus interrelaciones aportará a un Diagnóstico Cultural del Riesgo, que debe construirse sobre la base de técnicas que superan la "barrera infranqueable" del paradigma tradicional, limitado a evaluar riesgos objetivos sobre la base de descripciones y prescripciones simples o dicotómicas, como es el caso de conceptos tales como "acción insegura" o "condición insegura". El DCR, por el contrario, utiliza métodos cualitativos y técnicas como la observación en terreno y entrevistas semiestructuradas individuales y grupales para obtener información que acepta la complejidad del fenómeno estudiado. Estas técnicas de recolección de información aportan material de análisis e interpretación que permitirán construir un "mapa cultural del riesgo", de índole comprensiva y narrativa.

Como se planteaba al inicio de esta presentación, el cambio paradigmático que propone este texto está lejos de ser inocuo. Propone un gran desafío, cual es el de optar por una salud y seguridad en el trabajo que se proponga prevenir adaptando las condiciones de trabajo a las necesidades humanas. Su foco de intervención no es el individuo sino la organización y su cultura, ya que considera que los riesgos más que objetivos son intersubjetivos, y que la perspectiva del experto debe ser reemplazada o al menos complementada por la de los miembros de la organización.

¿Quién es el destinatario del texto? No es principalmente el profesional de las ciencias sociales ni el académico o investigador del área, quienes probablemente están más familiarizados con las cuestiones que derivan de los cambios paradigmáticos en las ciencias a los que Finkelstein dedica un capítulo. El receptor imaginado es, a mi juicio, fundamental y primeramente, el profesional de la prevención de riesgos, es la empresa o institución donde se desempeña, así como, en nuestro país, son los organismos administradores del seguro de la ley 16.744, las instituciones privadas y públicas que velan por la salud y seguridad en el trabajo y aquellas que, más centralmente desde el Estado, diseñan y ejecutan políticas de prevención en el ámbito de la salud y seguridad de los trabajadores. Por cierto, el texto desafía la institucionalidad sobre la prevención de riesgos y enfermedades profesionales, obliga a repensar prácticas, normas y regulaciones que por habituales y burocratizadas parecen incuestionables y, por tanto, su crítica podrá resultar incómoda; pero eso mismo lo convierte en un valioso agente perturbador del *statu quo*, en un potencial agente de cambio. Que los actores del sistema conozcan y reflexionen sobre esta perspectiva es un primer paso que permite imaginar que en un horizonte de mediano o largo plazo lleguen a incorporarse algunas de las prácticas de diagnóstico que se sugieren aquí

¿Qué viabilidad tiene el diagnóstico cultural del riesgo en nuestro medio?

La introducción de una forma distinta de pensar y actuar en torno al riesgo se encontrará con distintos obstáculos, siendo probablemente los más relevantes las objeciones de índole económica, por los mayores costos directos e indirectos que implica la aproximación cualitativa. Por naturaleza, esta debe ser situada, específica a la organización o al área indagada; demanda la participación activa de los actores involucrados, oír su palabra, y culmina en informes de estilo narrativo, extensos y detallados. Todo esto resulta más costoso que los procedimientos estandarizados y rutinarios en curso, lo que puede inhibir su aplicación. Esas objeciones el autor las reconoce, y frente a ellas esgrime como contraargumento uno de los puntos de partida centrales del texto, la urgencia de un cambio de paradigma ante el estancamiento de los éxitos iniciales que mostró el enfoque tradicional de la prevención de riesgos, y la obsolescencia que exhiben sus instrumentos de acción. Por su parte, el informe de riesgos derivado de un DCR supone una segunda dificultad y eventual fuente de resistencia al cambio. Esta dice relación con la capacidad que puedan tener los equipos de prevención y salud ocupacional, acostumbrados y expertos en derivar pautas de acción a partir de la sistematización de datos cuantitativos, a interpretar informes cualitativos y complejos y a derivar formas de intervención con foco organizacional y holístico, más que individual y atomístico, y cultural más que procedimental. Desde este punto de vista, este libro viene a aportar a una reflexión y discusión sobre cambios paradigmáticos que no son completamente ajenos y que están instalándose progresivamente en nuestro medio en torno a la intervención en el ámbito de la salud y seguridad de los trabajadores.

Efectivamente, la reciente puesta en marcha de una política pública que obliga a empresas e instituciones a atender los riesgos psicosociales ha permitido constatar la dificultad que han tenido los profesionales actuantes en el área, así como las empresas e instituciones, para adecuarse a la incorporación de un nuevo campo de riesgos a su gestión cotidiana. Unos protocolos, técnicas y procedimientos de prevención e intervención ya consolidados, diseñados para hacer frente a factores de riesgo físico-ambiental –riesgos objetivos y materiales, como los define el autor de este libro–, se encuentran con la dificultad de incorporar a sus repertorios unos riesgos nuevos –inmateriales y subjetivos–, para los cuales el paradigma en uso, objetivista y cuantitativo, parece no adecuarse. Así entonces, la propuesta de Finkelstein que, muy en síntesis, quiere reemplazar o complementar la mirada ingenieril y managerial sobre la prevención de riesgos con una mirada proveniente de las ciencias humanas, cae en un terreno que, queremos creer, se ha vuelto más fértil. Con todo, la viabilidad del modelo que se propone aquí dependerá, como siempre ocurre con las innovaciones, de la superación de las resistencias iniciales por vía de una aproximación educativa y paso a paso a las novedades que trae consigo, entre las cuales resalta como central la reconceptualización del riesgo y de sus determinantes. A este propósito colaborará el desarrollo de experiencias piloto que puedan ser documentadas y que vayan aportando evidencia que respalde las ventajas del paradigma cultural complejo tanto para el bienestar y la salud de los trabajadores como para la eficacia organizacional.

JUAN PABLO TORO
Programa de Estudios Psicosociales del Trabajo
Universidad Diego Portales

INTRODUCCIÓN

Este libro es fruto tanto de mi experiencia profesional en el sistema mutual chileno como de la revisión bibliográfica y teórica interdisciplinar. Mi experiencia se remonta al año 2009, cuando junto a Fabiola Salas comenzamos a explorar nuevas formas de hacer prevención de riesgos al tiempo que cumplíamos nuestras tareas como funcionarios en una Mutual de Seguridad. Como suele suceder en este tipo de emprendimientos, nuestras tareas habituales pasaron rápidamente a segundo plano y la exploración se transformó en nuestra actividad principal. Con Fabiola pretendíamos desarrollar un nuevo modelo para avanzar más allá de la visión tradicional del riesgo, aquella centrada en controlar los riesgos de origen físico, químico y biológico. Viniendo ambos de las ciencias sociales, nos pareció apropiado orientar nuestro proyecto hacia los factores sociales y culturales de las organizaciones. Era evidente para nosotros que aquellos factores constituían un punto ciego del sistema mutual.

Sin tener mucha claridad comenzamos a realizar investigaciones en las empresas con el propósito de detectar los riesgos organizacionales, entendiendo por ellos los factores sociales y culturales que influyen negativamente en la salud y seguridad de las personas en el trabajo. Basados en una mirada antropológica operacionalizamos la cultura organizacional como el conjunto de elementos cuya función es orientar el comportamiento de las personas y nos afanamos en encontrar aquellos factores culturales de riesgo en las empresas. Mediante entrevistas semiestructuradas, entrevistas grupales y observación participante en las faenas, levantábamos información de los distintos segmentos –operarios, mandos medios, gerentes– de una organización. Una vez que toda la información era recolectada procedíamos a transcribirla y analizarla con un software especializado para el análisis de grandes volúmenes de datos. A partir en un proceso lógico deductivo identificábamos el nivel conceptual de cada dimensión cultural del riesgo para luego ordenar, agrupar y clasificar los datos recolectados. El proceso de análisis basado en la desagregación de la información en unidades menores como subdimensiones, factores y variables nos permitía identificar con bastante precisión y confianza las dimensiones culturales del riesgo en una organización. Vistos en la necesidad de crear nuestro propio lenguaje comenzamos a llamar a este tipo de estudio 'diagnóstico cultural del riesgo'.

Por un periodo de cinco años junto a Fabiola logramos realizar una serie de diagnósticos culturales del riesgo en empresas de los rubros minería, manufactura, finanzas y servicios, entre otros. Esta serie de estudios realizados constituye mayoritariamente el componente experiencial de este trabajo. Ahora bien, digo mayoritariamente porque asimismo mis diez años de experiencia profesional en una Mutual de Seguridad también se hacen presentes en esta obra mediante mis observaciones personales.

Sin embargo la experiencia no lo resuelve todo. No basta la experiencia para hacer sentido y comprender en profundidad los fenómenos de la realidad social. La teoría es imprescindible. Sin ella solo se accede a un mundo de apariencias, donde los eventos se tornan autónomos y autoexplicativos. Al respecto, la teoría es el otro componente esencial de este libro. Esta dimensión es el resultado de una revisión bibliográfica y teórica interdisciplinar extensa. Por un lapso aproximado de dos años tuve la fortuna de disponer de los recursos necesarios para abocarme a esta tarea durante los inicios de mi estadía en Canadá. Bajo marcos teóricos de diversas disciplinas y categorías conceptuales muy variadas es que aquí selecciono, ordeno, agrupo y doy sentido al conocimiento proveniente tanto de los estudios realizados como de mi experiencia profesional en general. Ahora, es importante mencionar que este texto más que una narración experiencial apoyada por teoría no es sino lo opuesto, una visión teórica apoyada por narraciones, descripciones y observaciones obtenidas de la experiencia. Para ser claro, la experiencia queda subordinada a la teoría en su capacidad analítica, explicativa y expositiva. Este libro pretende entregar una visión teórica apoyada por la experiencia. Este camino, que muchos con justa razón criticarán como árido, complejo y excesivamente académico, es, a mi parecer, necesario e ineludible. No solo permite salir de lo particular, específico y anecdótico de los estudios realizados y de mi experiencia personal, sino entregar una mirada coherente, profunda y científica para avanzar más allá de la prevención de riesgos tradicional y proveer de las herramientas necesarias para implementar una prevención de tipo cultural.

Habiendo aclarado el componente experiencial y teórico, particularmente la subordinación del primero al segundo, es posible adentrarse en el contenido mismo. Este libro introduce la necesidad de expandir la forma de administrar los riesgos del trabajo más allá de los tradicionales riesgos materiales. Su propósito es entregar una mirada amplia e integral en el abordaje de aquellos riesgos de origen social y cultural. Concretamente, provee de los conceptos, categorías, presunciones, teorías y herramientas de investigación social para gestionar los riesgos laborales desde la cultura organizacional. Esta visión en la administración de los riesgos culturales y sociales, que sintéticamente llamo visión cultural, comprende tanto los elementos sociales de la organización del trabajo como aquellos factores simbólicos en forma de valores, identidades y creencias que orientan el comportamiento de las personas en el trabajo. Aborda por un lado factores de la cultura organizacional como el liderazgo, las relaciones sociales, la autonomía, el control y el nivel de demanda, así como las creencias, los valores instrumentales y las identidades laborales en su incidencia sobre los accidentes y las enfermedades del trabajo. Además esta visión propone la utilización de un paradigma interpretativo como un nuevo paradigma para administrar los riesgos laborales, el cual permite orientar la prevención de riesgos a la realidad intersubjetiva mediante la incorporación de la perspectiva de los miembros de una organización.

El primer capítulo presenta el nuevo contexto del riesgo laboral y la dificultad de la prevención de riesgos tradicional en su tarea de reducir accidentes y enfermedades del trabajo. Se exhibe la incapacidad de la visión tradicional en proporcionar respuestas adecuadas a los nuevos riesgos que emergen a causa de las transformaciones económicas y sociales del país, como la extensión de los procesos productivos a nuevas formas tecnológicas, el avance del sector servicios y la feminización del empleo. Luego se plantea y esboza la necesidad de disponer de un nuevo modelo para administrar los riesgos del trabajo, un modelo de riesgos que permita administrar los accidentes y las enfermedades laborales que derivan de la organización social del trabajo. Se entrega una completa presentación de los fundamentos, definiciones y características principales de una visión cultural del riesgo en su tarea de gestionar aquellos riesgos laborales que tienen relación con la forma en que el trabajo se diseña, organiza, distribuye y supervisa.

El capítulo segundo se adentra en el profundo, complejo y poderoso fenómeno de la cultura organizacional en su impacto sobre la salud y la seguridad de los miembros de una organización. El relato comienza con una definición funcional sobre la cultura organizacional, para luego extenderse a las características primordiales del fenómeno cultural, tales como su capacidad de prescribir pensamientos, emociones y acciones; fragmentarse en variadas subculturas y desplegarse de forma multidimensional. La exposición de las características de la cultura organizacional va acompañada de explicaciones y ejemplos relacionados con la salud y la seguridad laboral, proveyendo una comprensión integral sobre la relación entre la cultura y el bienestar físico, mental y emocional de las personas. Finalmente se presenta el conflicto raíz entre la cultura organizacional y la salud y seguridad de los miembros de una organización, explicando el porqué toda cultura organizacional que no adapta o ajusta las demandas del trabajo a las necesidades de las personas está condenada a generar accidentes, enfermedades y malestar en el trabajo.

En el tercer capítulo se definen, describen y explican de manera amplia y detallada las dimensiones culturales del riesgo, aquellos ámbitos específicos de la cultura organizacional que inciden en la generación de accidentes y enfermedades del trabajo. Esta sección abarca de manera profunda e individualizada la totalidad de once dimensiones, cada una con al menos un ejemplo que ilustra la forma particular en que cada dimensión se despliega en una organización afectando la salud y la seguridad de sus miembros. Incluye la dimensión de demanda, de control y autonomía, de retribución, de relaciones sociales, de liderazgo, de normas, de poder y autoridad, de valores, de creencias, de equidad y de identidad. Este capítulo permite comprender con exactitud la manera en que las diferentes dimensiones de la cultura organizacional inciden en la producción de accidentes y enfermedades laborales. Al final de esta sección se exponen los desafíos que las dimensiones culturales del riesgo imponen para su administración, evidenciando la necesidad de contar con un nuevo paradigma de observación, uno que tome en cuenta la subjetividad de los miembros de una organización.

El capítulo cuarto es sin duda el más árido y abstracto, por cuanto se sumerge teóricamente en los paradigmas, modelos de pensamiento que indican qué es la realidad, cómo se puede acceder a ella y cómo conducir la observación e interpretación. Comienza con una definición general de paradigma para inmediatamente emprender la descripción del paradigma base de la prevención tradicional: el positivismo. Se enumeran y describen de forma detallada las presunciones básicas del positivismo y la manera en que estas han moldeado desde sus inicios la actividad de prevención de riesgos. Aborda cómo la prevención tradicional se ha desarrollado basada en la presunción que la realidad está compuesta por hechos objetivos, que la comprensión de aquellos hechos depende de la observación rigurosa, que la verdad es algo universal y generalizable, y que los datos de la realidad pueden reducirse a números. Luego se introduce el paradigma interpretativo, paradigma necesario para administrar las dimensiones culturales del riesgo en una organización. En este capítulo se exponen los criterios principales que caracterizan un paradigma interpretativo y se describe su aplicación en prevención, particularmente en la manera de conducir la observación, recolectar los datos e interpretarlos. Puntualiza que una prevención basada en el paradigma interpretativo debe acercarse a la realidad como un fenómeno socialmente construido, donde la comprensión de los hechos depende de las interpretaciones, la verdad es relativa y local, y donde la realidad no puede reducirse solo a números. Finalmente se presenta una tabla resumen con las principales diferencias entre ambos paradigmas en su aplicación a la prevención de riesgos, incluyendo factores tales como la orientación general, la perspectiva de análisis, el tipo de explicaciones, los niveles de intervención y el foco de intervención.

En el capítulo quinto y final se explica de manera detallada y secuencial cómo realizar un diagnóstico cultural del riesgo, esto es, un diagnóstico que permite detectar, identificar, analizar e interpretar las dimensiones de la cultura organizacional que inciden en la producción de accidentes y enfermedades laborales. La sección comienza con la definición de un diagnóstico cultural del riesgo y los objetivos que comprende un diagnóstico de este tipo. Más adelante se detalla la operacionalización, proceso que explicita la manera en que las dimensiones culturales se miden, y se especifica la forma de desarrollar la muestra, esto es, la selección del conjunto de personas que representará la población en estudio. Luego se aborda la manera en que se debe realizar la recolección de información, etapa cuyo fin es proveer de un importante volumen de datos para detectar e identificar las dimensiones culturales del riesgo. Una vez descrita la recolección de información se presenta la etapa de análisis e interpretación, proceso que permite ordenar, clasificar y dar significado al conjunto de datos recolectados para poder desarrollar los resultados. Finalmente se entregan las estrategias expositivas para confeccionar un informe y presentar los resultados como un cuerpo de conocimiento inteligible, integrado y completo.

Capítulo 1

Visión cultural:
fundamentos y características

La necesidad de una nueva visión del riesgo

Desde hace 60 años que en salud y seguridad laboral perdura y prevalece una visión positivista del riesgo. Esta perspectiva, que centra su atención sobre los riesgos laborales de origen físico, químico y biológico, se instaura en el país a fines de los años 1950 con el nacimiento de las Mutuales de Seguridad, instituciones privadas creadas con el objetivo de entregar prestaciones médicas, prestaciones económicas y administrar los riesgos del trabajo. Bajo el alero de la Asociación de Industriales de Valparaíso nace en 1957 la primera mutual, el Instituto de Seguridad del Trabajo. A su vez, la Sociedad de Fomento Fabril funda en 1958 la Asociación Chilena de Seguridad. Siguiendo con el ejemplo, la Cámara Chilena de la Construcción erige en 1966 una tercera mutual, la Mutual de Seguridad. En 1968 el estado chileno hace obligatoria la contratación del seguro contra accidentes y enfermedades del trabajo –Ley 16.744– y permite a las mutuales privadas continuar con su funcionamiento a la par con el sistema estatal[1]. Marcadas por el modelo biomédico y las exigencias de la Ley 16.744, las mutuales comienzan a buscar la relación causa-efecto entre el agente de riesgo y la lesión o la patología laboral[2]. Los peligros físicos generados por los sistemas productivos anclados en energía mecánica y química comienzan a ser detectados, medidos y controlados para reducir los accidentes y las enfermedades del trabajo. Dentro de este escenario industrial nace la prevención de riesgos, disciplina que se aboca por completo al control de los riesgos tangibles mediante los paradigmas, postulados y orientación de las ciencias ingenieriles. En este contexto hace su aparición la seguridad industrial con sus diagnósticos de infraestructura, equipos y procesos, programas de prevención de incendios y planes de emergencia y evacuación. Asimismo, se implementan los clásicos programas de identificación y uso de elementos de protección personal con el

---

[1]   Dümmer W. (1997). *Occupational Health and Workman's Compensation in Chile. Applied Occupational and Environmental Hygiene*, 12(12), 805-812.

[2]   Miranda G. (2017). Cuestiones preliminares a la discusión de una política de protección de la salud mental de los trabajadores: Reflexiones a partir del caso chileno. En H. Foladori y P. Guerrero (Eds.), *Malestar en el trabajo: Desarrollo e intervención*. Santiago: LOM ediciones.

fin de proteger el cuerpo del trabajador ante la probabilidad de impacto de partículas, golpes, cortes y atrapamientos. Con el transcurso de los años la higiene industrial irrumpe con sus programas de medición de exposición a agentes contaminantes, evaluación de calidad del aire, detección de ruido industrial y control de vibraciones. De esta manera se desarrollan en el país una institucionalidad y una serie de prácticas con el fin de proteger al trabajador frente a los agentes de riesgo físico, químico y biológico.

Este modelo material en la administración de los riesgos laborales, que durante sus primeros años permitió un vigoroso avance en salud y seguridad laboral, ha comenzado a dar signos de fatiga y agotamiento. En esta última década el modelo material no ha logrado reproducir sus asombrosos éxitos iniciales. El control de los peligros físicos de los sistemas productivos anclados en energía mecánica y química se ha vuelto ineficaz en su tarea de reducir los accidentes y las enfermedades del trabajo. Los tradicionales programas de prevención abocados al riesgo material tampoco logran satisfacer las necesidades emergentes en salud y seguridad que la fuerza laboral actualmente experimenta.

Al respecto, las estadísticas de salud y seguridad son reveladoras. Si bien la tasa de accidentes se ha mantenido en general en descenso, los indicadores específicos han comenzado a emitir señales preocupantes. En la década 2007-2016 los accidentes por cada 100 trabajadores han disminuido en promedio 5,6% al año[3]. Sin embargo los días de tratamiento promedio por accidentes del trabajo han aumentado desde 14 días en 2007 hasta 19,6 días en 2016, un incremento porcentual de 40%, lo que evidencia que la severidad de los accidentes ha ido en franco avance[4]. Por otro lado, si se toma en cuenta el incremento porcentual en el número de denuncias calificadas como accidentes comunes en el periodo 2012-2016 –aproximadamente un 30%[5]– se puede apreciar que el descenso en la tasa de accidentes del trabajo se encuentra relacionado con la reducción de las denuncias calificadas como accidentes laborales. Al respecto, la subcalificación de accidentes del trabajo es un fenómeno conocido pero no objetivado aun en su capacidad de distorsionar las tasas de accidentes del trabajo[6].

En relación con los accidentes del trayecto la situación es bastante similar. Aun cuando el número de accidentes de trayecto por cada 100 trabajadores sigue sin mayor variación durante la década 2007-2016, el promedio de días

[3]   Superintendencia de Seguridad Social (2017, 20 de Abril). *Informe Anual Estadísticas de Seguridad Social 2016*. Recuperado de: http://www.suseso.cl

[4]   *Ibídem.*

[5]   *Ibídem.*

[6]   Ministerio de Salud (2015, 24 de Marzo). *Informe Coloquios de Salud Ocupacional 2014*. Recuperado de: http://www.minsal.cl

perdidos por accidentes de trayecto ha aumentado un 48%, desde 17,3 en 2007 a 25,6 en 2016[7]. En cuanto a los fallecidos por accidentes de trayecto, el número de fatalidades por cada 100.000 trabajadores aumentó de 2,5 en 2012 a 3,1 en 2016, dando cuenta de un desempeño negativo[8].

Finalmente, si se observa qué ha sucedido con las enfermedades de origen laboral el panorama resulta incluso menos alentador. Estas prácticamente no han cedido en estos últimos 10 años. En el año 2007 la tasa de enfermedades laborales se situó en 0,16 mientras que en el año 2016 disminuyó tan solo a 0,15[9]. Una variación insignificante para el periodo de una década. Sin embargo el promedio de días perdidos por enfermedades en el periodo 2007-2016 aumentó en un alarmante 92%[10]. De 26 días promedio en 2007 se pasó a 51 días promedio en 2016[11]. Si adicionalmente se contabiliza que durante el periodo de 2012-2016 se calificó menos de 30% de las denuncias como de origen laboral[12], la situación es bastante preocupante. Adicionalmente, es aún más serio observar que desde 2012 se observa una disminución importante en la proporción de denuncias calificadas como enfermedades laborales[13]. Por tanto, en el caso de las enfermedades laborales no solo estamos frente a cifras preocupantes sino a cifras fuertemente distorsionadas por la práctica del subdiagnóstico[14]. Al respecto, existen estudios que permiten medir en cierto grado el subdiagnóstico de las enfermedades laborales. Se estima que cerca del 38,6% de las enfermedades laborales se atiende en el sistema de salud privado (ISAPRES)[15]. Cerca del 56,6% de estas enfermedades corresponde a patologías osteomusculares y 34,5% a enfermedades de salud mental, con un costo para el sistema privado de MM$ 16.700[16]. Ahora, si se toma en cuenta que el 70% de los trabajadores se encuentra en el sistema público, aquella cifra sería triplicada[17]. De esta manera un gran porcentaje del costo de atender, tratar, rehabilitar y pagar reposos mé-

---

[7]   Superintendencia de Seguridad Social (2017, 20 de Abril). *Informe Anual Estadísticas de Seguridad Social 2016*. Recuperado de: http://www.suseso.cl

[8]   *Ibídem.*

[9]   *Ibídem.*

[10]   *Ibídem.*

[11]   *Ibídem.*

[12]   *Ibídem.*

[13]   *Ibídem.*

[14]   Ministerio de Salud (2015, 24 de Marzo). *Informe Coloquios de Salud Ocupacional 2014*. Recuperado de: http://www.minsal.cl

[15]   Bitrán asociados (2011). Análisis de la Situación de las Enfermedades Laborales en Chile y sus Repercusiones en el Sistema ISAPRE.

[16]   *Ibídem.*

[17]   Ministerio de Salud (2015, 24 de Marzo). *Informe Coloquios de Salud Ocupacional 2014*. Recuperado de: http://www.minsal.cl

dicos de enfermedades laborales es asumido mayoritariamente por el sistema de salud público debido a los subdiagnósticos en que incurren las mutuales. Lo relevante aquí es notar que las enfermedades laborales no han disminuido sino que, todo lo contrario, han aumentando progresivamente.

En síntesis, si se toman en cuenta los indicadores en su conjunto no se puede sino concluir que el avance en salud y seguridad laboral es bastante cuestionable. Podríamos incluso hablar de una década perdida en materia de prevención de riesgos laborales. ¿Qué ha sucedido? ¿Por qué la administración tradicional del riesgo que en sus primeras décadas logró un vertiginoso avance ya no consigue replicar sus logros iniciales? La explicación es sencilla. La sociedad que a fines de los años 1950 diera nacimiento a una exitosa institucionalidad para enfrentar los riesgos físicos, químicos y biológicos, ya no existe. Tan profundas han sido las transformaciones productivas, económicas y sociales en los últimos años, que es posible decir que el país de aquellos tiempos desapareció. Sin embargo el problema no han sido los abruptos cambios experimentados, sino la ausencia de ellos en el modelo de riesgos. El modelo quedó anquilosado en su perspectiva material del riesgo, incapaz de asimilar e integrar los riesgos emergentes producto de las transformaciones del país. En este sentido, es posible afirmar que el modelo sencillamente se desacopló de la realidad económica y social, quedando marginado en su capacidad de satisfacer las nuevas demandas en salud y seguridad laboral. Esta falta de adaptación a las colosales transformaciones económicas y sociales por parte del modelo de riesgos explica en gran parte el estancamiento existente en salud y seguridad laboral.

De los cambios acontecidos la alteración en las formas de producción ha sido uno de los principales factores de desfase entre el modelo tradicional y los nuevos riesgos del trabajo. El avance tecnológico mundial ha transformado los sistemas de producción y por ende los riesgos laborales. La electrónica y la informática, que se suman a los medios mecánicos y químicos de producción, aumentan y complejizan la exposición al riesgo laboral. A diferencia de la economía industrial, donde la productividad de las empresas solo depende de la energía mecánica y química, la economía actual se caracteriza por extender la productividad mediante la capacidad de procesar información y generar conocimiento a través de la fuerza tecnológica y mental y la coordinación social[18]. Esta extensión de los procesos productivos a formas tecnológicas, mentales y sociales aumenta y expande la exposición de riesgos laborales a ámbitos relacionados con aspectos no materiales. Los riesgos dejan de estar circunscritos a los

---

[18]   Castells M. (2005). *Globalización, Desarrollo y Democracia: Chile en el Contexto Mundial*. Santiago: Fondo de Cultura Económica.

agentes físicos, químicos y biológicos, dando espacio a los riesgos relacionados con el desajuste organizacional, como el exceso de carga laboral, los conflictos de rol, la carencia de control, la distribución deficiente de tareas y las fallas en el liderazgo. Al igual que los procesos productivos, el riesgo laboral se libera y deja de estar anclado a lo material, extendiéndose y propagándose a través de la forma en que el trabajo se diseña, organiza, distribuye y controla.

Por otro lado, el avance de la economía de servicios en desmedro de la economía industrial ha generado una brecha casi irreconciliable entre el modelo tradicional y las nuevas necesidades en salud y seguridad. La apertura al comercio internacional y la globalización, que explican en parte el proceso nacional de desindustrialización, han dado nacimiento a un sinnúmero de empresas de servicios con nuevas demandas en salud laboral. Hoteles, restaurantes, colegios, universidades, clínicas, financieras, estudios de abogados, agencias de publicidad, consultoras y un largo etc. explican el gran aumento de la participación del empleo en este sector. En 2016, de los 5,7 millones de trabajadores protegidos contra accidentes y enfermedades por las mutuales de seguridad, el sector servicios acaparó el primer lugar con un 43% de la fuerza laboral –un total aproximado de 2,5 millones de trabajadores– seguido por el sector comercio con un 18%[19]. Ahora, si consideramos el modelo tradicional del riesgo, basado en el control de agentes físicos, químicos y biológicos, nos daremos cuenta que es poco o nada lo que este modelo puede ofrecer a un gigantesco sector que prácticamente no está expuesto a riesgos materiales. La economía de servicios prácticamente no impone riesgos de cortes, golpes, amputaciones, desmembramientos, intoxicaciones o muertes, ya que el agente de riesgo material desaparece del entorno laboral casi por completo. Los riesgos laborales en este sector están completamente relacionados con la organización del trabajo, tales como el nivel de demanda de trabajo, la calidad de las relaciones sociales, el apoyo social, la distribución de poder y los valores de la cultura organizacional. En este sector la deficiente gestión de las relaciones humanas constituye uno de los riesgos principales, dado el incremento de interacciones sociales que impone el proceso de elaboración de un servicio. Esto sucede porque, a diferencia de una economía de productos, donde el trabajador está mayoritariamente expuesto a una máquina, herramienta o algo inerte, en la economía de servicios el trabajador está expuesto a una compleja organización y coordinación social. Esta amplia red de personas, desde jefes, subordinados, colegas, hasta el cliente final, aumentan la exposición a los riesgos derivados de la falta de regulación

---

[19]   Superintendencia de Seguridad Social (2017, 20 de Abril). *Informe Anual Estadísticas de Seguridad Social 2016*. Recuperado de: http://www.suseso.cl

del ambiente social, tales como discriminación, trato hostil, exclusión, violencia, abuso y acoso, todos ellos riesgos que el modelo tradicional es incapaz de identificar, medir y controlar.

Un último factor que evidencia el quiebre entre el modelo tradicional y el nuevo entorno laboral es la llamada feminización del trabajo, esto es, el explosivo aumento de la participación de la mujer en la fuerza laboral. Hoy en día la mujer representa el 39,6% de la fuerza laboral nacional asalariada[20]. Este incremento en el ingreso de la mujer al trabajo asalariado ha generado repercusiones de grado mayor en salud y seguridad laboral, dado que su exposición a riesgos difiere bastante del patrón habitual. Las mujeres presentan una mayor exposición a enfermedades laborales que a accidentes del trabajo, dado que se emplean en sectores donde las tasas de enfermedades son mayores, como los sectores de manufactura y servicios. En su conjunto las mujeres tienen tres veces más enfermedades laborales que los hombres[21], donde destacan enfermedades físicas de origen muscular como tendinitis y enfermedades mentales como neurosis laboral. Al respecto, es importante notar que estas enfermedades no tienen relación alguna con la matriz tradicional de riesgos físicos, químicos y biológicos, sino con aspectos ligados a la organización social del trabajo. Por ejemplo, la tendinitis es ocasionada por movimientos repetitivos sin pausas necesarias, lo que refleja un ambiente de intensa demanda, poca variedad y bajo control sobre la tarea y los tiempos de descanso. Por su parte, la neurosis laboral también encuentra su explicación en una organización laboral deficiente, la que generalmente se explica por presión excesiva en el cumplimiento de metas, elevada demanda, relaciones sociales tóxicas, liderazgos despóticos y bajo grado de control, entre otras. Como se aprecia, el modelo físico-material del riesgo no tiene la capacidad de proteger a la creciente fuerza laboral femenina, por cuanto su exclusiva orientación a lo tangible descuida por completo aquellos riesgos organizacionales que afectan a las mujeres en el trabajo.

La preponderante visión material del riesgo, perspectiva desarrollada en medio de una economía industrial, resulta insuficiente para proveer a la fuerza laboral actual del legítimo derecho a trabajar en un ambiente exento de accidentes y enfermedades. La transformación económica y social nacional, donde destacan los cambios en los sistemas productivos, el avance del sector servicios y la feminización del empleo, ha llevado a la perspectiva material del riesgo a la obsolescencia. Detectar, medir y controlar los riesgos físicos, químicos y biológi-

---

[20] Instituto Nacional de Estadísticas (2018, 26 de Junio). *Boletín Empleo Trimestral Edición Nº 235* . Recuperado de: http://www.ine.cl

[21] Asociación Chilena de Seguridad (2010). *Anuario Estadístico 2009*. Santiago: Gerencia de Prevención.

cos en el trabajo ya no es suficiente para asegurar trabajos seguros y saludables. En este contexto, es fundamental expandir la observación y la administración a aquellos riesgos que emergen de las nuevas condiciones económicas y sociales, riesgos que en su mayoría no son de origen físico-material sino de origen organizacional. Trascender la visión tradicional del riesgo resulta ineludible para continuar avanzando en salud y seguridad laboral.

Hacia una visión cultural del riesgo

Las nuevas condiciones económicas y sociales exigen una nueva forma de comprender y aproximarse a los riesgos laborales. Es indispensable contar con un modelo que permita controlar los accidentes y las enfermedades que derivan de la organización social del trabajo, es decir, la manera en que el trabajo se diseña, planifica, organiza, controla y supervisa.

¿Cómo administrar los riesgos de la organización social del trabajo? Es una de las primeras preguntas que surgen a la hora de la analizar los actuales desafíos en seguridad y salud laboral. En este punto la clave se encuentra precisamente en la palabra "social", concepto que identifica aspectos ligados a la coexistencia entre las personas. Este factor enfatiza explicaciones que derivan de la interacción de los individuos, sus arreglos compartidos y su coexistencia colectiva, donde las ideas, emociones y comportamientos encuentran su explicación en el colectivo más que en el individuo. Un error frecuente en el abordaje de los riesgos organizacionales es precisamente tratarlos de manera individual, obviando el contexto social y derivando explicaciones desde el individuo. Bajo la presunción que el comportamiento de las personas encuentra su explicación en la persona misma se desarrollan estrategias y soluciones orientadas al individuo, excluyendo y minimizando las poderosas influencias que el ambiente social genera. Un ejemplo típico de esta mirada individualista es explicar el acoso laboral a través de la personalidad o el carácter de la persona que acosa. Esta mirada circunscribe *a priori* la explicación y responsabilidad en el acosador, generando respuestas en torno al individuo tales como una amonestación, una sanción o el despido. Sin embargo, aquellas respuestas nunca acabarán con el acoso en la organización. Al respecto, los estudios indican de forma consistente que el acoso es un fenómeno que deriva de una cultura organizacional que se caracteriza por una concentración y/o disparidad en la distribución de poder y un conjunto de valores que minimizan, toleran o facilitan el acoso[22]. Esto se

---

[22]   Fineman S. (2003). *Understanding Emotion at Work.* London: Sage.

puede apreciar claramente, por ejemplo, en el ejército estadounidense, organización con elevadas concentraciones de poder y un set de valores como la sumisión y la obediencia que facilitan el abuso, la que durante 2012 registró una cifra de 26.000 agresiones sexuales[23]. Tal como el acoso no puede ser intervenido ni resuelto exitosamente de forma individual, ningún riesgo que deriva de la organización social del trabajo puede ser administrado con éxito a través de programas que se enfocan en las personas. Es por esto que resulta imprescindible orientar la observación, el análisis y la intervención más allá del individuo mismo. Esto se fundamenta porque en el trabajo las personas no orientan sus comportamientos de forma individual sino colectivamente, según la cultura donde trabajan, es decir, según el conjunto de creencias, valores, prácticas, roles, funciones, procesos, normas y en general arreglos sociales compartidos. Las personas tienden a adaptar las relaciones entre los pares, el cumplimiento de procedimientos, el ritmo de trabajo, la forma de ejecutar las tareas y el grado de control, a la cultura organizacional donde se encuentran. El comportamiento de las personas en el trabajo es en elevado grado culturalmente específico. Por esta razón, si se quiere alterar la relación entre los pares o disminuir el ritmo de trabajo para reducir la exposición a accidentes y enfermedades laborales es necesario enfocarse en la cultura de la organización e ir más allá del individuo.

El reconocimiento de la cultura organizacional, en su rol productor, reproductor y mantenedor de ciertos procesos y prácticas sociales que generan accidentes y enfermedades laborales, pone en evidencia que el foco para administrar los riesgos organizacionales se encuentra en la cultura misma. Es la cultura organizacional la que debe ser observada, analizada e intervenida para controlar efectivamente los riesgos que la organización social del trabajo genera. Esto se explica principalmente porque los riesgos organizacionales son producidos, reproducidos, propagados y legitimados por la cultura de una organización, pues es esta la responsable de la manera en que el trabajo se diseña, planifica y organiza. En este sentido, la cultura organizacional, como el conjunto de prácticas, roles, funciones, procesos, valores y normas que aseguran la conservación económica de la organización, juegan un indiscutible rol en orientar y prescribir comportamientos que pueden derivar en accidentes y enfermedades laborales. Por tanto, es mediante la intervención de la cultura organizacional que los riesgos organizacionales pueden ser administrados exitosamente para aumentar la salud, la seguridad y el bienestar de las personas en el trabajo.

---

[23]   Pereda C. (2013). "Cada Día se Producen 70 Agresiones Sexuales en el Ejército de EE.UU". *El País.* Recuperado de: http://www.elpais.com

Visión cultural del riesgo: definición y características

La visión cultural del riesgo que se propone en este libro es una perspectiva que permite administrar aquellos riesgos laborales que el enfoque tradicional en prevención, anclado en una visión material del riesgo, no puede detectar, medir ni controlar. Este modelo aborda principalmente los riesgos organizacionales, es decir, aquellos riesgos que tienen relación con la forma en que el trabajo se diseña y organiza. Para aquello, se orienta a la cultura de la organización, fenómeno que prescribe el comportamiento de las personas en el trabajo. Mediante la observación y análisis de la cultura organizacional, una visión cultural del riesgo tiene por objetivo detectar las dimensiones específicas de la cultura que gatillan y generan accidentes y enfermedades laborales para luego proponer medidas preventivas. Una visión cultural del riesgo constituye una aproximación culturalmente específica, es decir, un abordaje que interviene la cultura característica y exclusiva de una organización. No concibe la cultura como algo general ni universal sino como un fenómeno local, relativo y específico que se despliega de manera única en cada organización. Por esta razón, una visión cultural emplea técnicas de investigación social para analizar las dimensiones específicas que conforman la cultura de una organización y propone intervenciones preventivas en armonía con las características distintivas de la organización. Principalmente se orienta a analizar las dimensiones culturales más relevantes en la generación de accidentes y enfermedades, tales como la demanda de trabajo, el nivel de control sobre las tareas, el equilibrio en la retribución, la distribución de poder, el sistema de valores y las formas de liderazgo, entre otras. Una visión cultural interviene la cultura organizacional con el propósito de armonizar las demandas de la organización laboral con las necesidades de salud, seguridad y bienestar de las personas con el fin de reducir la probabilidad de accidentes y enfermedades, y de aumentar los niveles de bienestar en el trabajo.

Esencialmente una visión cultural del riesgo se caracteriza y diferencia de la prevención tradicional por:

- Poseer un acercamiento local.
- Colocar el foco en la cultura organizacional.
- Enfatizar la interpretación de las personas.
- Utilizar herramientas de investigación social.
- Proveer una interpretación y explicación contextual.

1. *Acercamiento local*

Una visión cultural reconoce que el comportamiento de las personas en el trabajo es altamente variable y localmente específico. La percepción que las personas tienen sobre el trabajo y la seguridad, y por ende su comportamiento en relación con ello, responde en gran medida al contexto laboral donde se desempeña. Las personas desarrollan ideas, actitudes y comportamientos según las características concretas del trabajo, tales como los procesos productivos, las labores diarias, los turnos, la definición de roles, las formas de liderazgo y el sistema de remuneración, entre otros. El comportamiento de las personas no obedece a las generalidades de un sector económico sino a las particularidades y complejidades de la organización misma. Por esta razón, es inútil desarrollar e implementar programas estándares dirigidos por rubro económico –minería, forestal, pesca, servicios– para solucionar los problemas en salud y seguridad laboral que aquejan a las empresas. Es necesario acercarse y situarse desde la propia organización para desarrollar e implementar estrategias de prevención que consideren las características locales de la organización. Dado esto, una visión cultural no orienta su observación y análisis según rubros económicos en el desarrollo de intervenciones sino a las características distintivas y particulares de cada organización. Principalmente se caracteriza por estudiar y desarrollar propuestas según la especificidad de cada organización, intervenciones a la medida que obedecen a su actividad, emplazamiento, tamaño, procesos, organización del trabajo y, por supuesto, su cultura organizacional.

2. *Cultura organizacional*

Una visión cultural del riesgo adhiere a la idea de que lo que las personas hacen, dicen, creen y perciben en el lugar de trabajo está guiado por la cultura de la organización. Las personas no establecen su comportamiento según intenciones, deseos y motivaciones personales sino mediante un cúmulo de factores culturales que tienen como fin planificar y coordinar los procesos productivos de una empresa. De igual manera, las personas no perciben las dinámicas sobre el trabajo y la seguridad según sus ideas personales, lo hacen producto de la manera en que ciertos eventos y situaciones laborales son definidos e interpretados por la propia cultura organizacional. Si los accidentes son concebidos como parte del trabajo, tal como se describe en el Ejemplo 1.1, lo más probable es que ni jefaturas, ni supervisores, ni operarios presten la atención debida a las actividades de prevención. Esto sucede porque las personas responden a la seguridad laboral según el conjunto de significados, símbolos, valores, prácticas, roles y, en general, arreglos sociales compartidos en una organización. Por tanto, la modificación de las conductas, percepciones e ideas de las personas, dependen en gran medida de intervenciones sobre la cultura organizacional que permitan resignificar aquellas situaciones, eventos y nociones acorde con las necesidades de salud y seguridad de las personas.

EJEMPLO 1.1

LOS ACCIDENTES SON PARTE DEL TRABAJO

Una de las creencias más habituales que se encuentran en las organizaciones con respecto a la seguridad laboral es que los accidentes constituyen eventos propios del trabajo. A través de diversos estudios Finkelstein ha corroborado lo dañina que resulta esta creencia para la seguridad de las personas. El problema principal de esta creencia es que esta naturaliza los accidentes transformándolos en un fenómeno común y corriente, un evento inevitable ante el cual hay que "acostumbrarse". El efecto de esta creencia es perjudicial puesto que inhibe la adherencia y participación activa de los miembros de una organización en programas de prevención de riesgos, impidiendo el éxito de cualquier acción tendiente a reducir los accidentes laborales. Porque si los accidentes son inevitables y propios del entorno laboral, ¿para qué perder tiempo en actividades de prevención si de todas maneras van a ocurrir? La existencia de esta creencia en la cultura organizacional dificulta y bloquea intervenciones en prevención, razón por la cual Finkelstein sugiere intervenciones culturales para eliminar su reproducción en el discurso organizacional.

3. *Interpretación de las personas*

Un tercer aspecto de una visión cultural es el énfasis sobre lo que las personas entienden, comprenden y perciben del entorno laboral como manera de abordar y analizar la cultura organizacional. El análisis de la cultura ha de realizarse mediante la perspectiva y visión directa de los propios miembros de la organización y no a través de escritos formales como los credos, lemas, visión y misión de la organización. Aquellos documentos representan meramente aspiraciones y filosofía organizacional pero no revelan los factores culturales que realmente guían el pensamiento y comportamiento de las personas. Es el reporte directo sobre la vivencia y experiencia diaria de los trabajadores, los mandos medios y jefaturas, lo que permite acceder de forma fidedigna a la cultura de una organización. En este sentido, es necesario rescatar la mayor cantidad de voces al interior de una empresa, es decir, la mayor cantidad de interpretaciones sobre el entorno de trabajo. Hay que registrar las narraciones de todos los estamentos de la organización, ya que la cultura es un fenómeno socialmente construido mediante la suma de diversos discursos locales que connotan posiciones sociales, relaciones de poder, conflicto de intereses y en general puntos de vista heterogéneos. La pluralidad y diversidad de interpretaciones aseguran un acceso integral y fidedigno a la cultura, pues toman en consideración las diferencias, disensos, contradicciones y conflictos entre las diferentes subculturas de una organización. Esta perspectiva permite el desarrollo e implementación de intervenciones altamente efectivas, estrategias basadas en la manera en que los propios miembros entienden y hacen sentido de su contexto laboral.

4. *Herramientas de investigación social*

Uno de los aspectos característicos de una visión cultural del riesgo es la complejidad teórica y práctica que demanda su aplicación, la que se basa principalmente en conocimientos y herramientas de investigación social. Al respecto, una visión cultural incluye etapas de muestreo, recolección de información, análisis e interpretación de resultados. Estas fases secuenciales propias de la investigación social son realizadas según un marco teórico específico y métodos rigurosos. La muestra –la selección de personas– se realiza de forma intencional/homogénea, abarcando al menos las tres subculturas básicas de una organización: trabajadores o funcionarios, mandos medios y gerentes. La recolección, proceso que tiene como fin proveer un importante volumen de información, se realiza mediante métodos cualitativos, donde priman las entrevistas grupales y las entrevistas individuales en profundidad. El análisis, que incluye ordenar los datos, transformarlos en unidades menores y codificarlos según su congruencia con el marco teórico, se realiza en un software especializado para el análisis de grandes volúmenes de datos cualitativos (CAQDAS (Computer Assisted Qualitative Data Analysis Software)). Finalmente, la etapa de interpretación, donde se atribuye significado y sentido a la información para luego desarrollar las propuestas, se realiza bajo la orientación de los conceptos e hipótesis del marco teórico. La correcta utilización de las herramientas de investigación social constituye uno de los aspectos metodológicos centrales para la implementación de una visión cultural del riesgo.

5. *Interpretación y explicación contextual*

Finalmente, una visión cultural brinda una interpretación y explicación contextual. Esta perspectiva toma en consideración la interacción de los diversos elementos de la cultura organizacional en su impacto sobre los accidentes y las enfermedades del trabajo. Una visión cultural es capaz de conectar y relacionar diversas dimensiones culturales para entregar una explicación integral que permita ofrecer una intervención de precisión. La producción de accidentes y enfermedades no puede ser comprendida tomando los elementos culturales de forma aislada e independiente. Es necesario conocer cómo la interacción entre los diferentes factores de la cultura organizacional se despliega en el trabajo para proponer estrategias eficaces. Como se presenta en el Ejemplo 1.2, esta forma de interpretación contextual, en vez de señalar aisladamente la carencia de capacitación como un factor en la generación de accidentes, expande la explicación a la interacción con otros elementos, como la baja retribución y la alta rotación. Esto permite reconocer que una intervención sobre la calidad de la capacitación no tendrá un impacto importante a menos que se intervengan los niveles de retribución y se logre disminuir el elevado índice de rotación, de manera que naturalmente se generen los incentivos adecuados para desarrollar programas de capacitación efectivos. La interpretación contextual permite reconocer que los factores culturales se relacionan e interactúan unos con otros de diversas maneras, en algunos casos reforzándose, minimizándose o neutralizándose. Esta mirada contextual amplía el espectro del diagnóstico, permitiendo la realización de intervenciones integrales sobre la cultura organizacional, intervenciones que toman en consideración las relaciones dinámicas entre las diversas dimensiones culturales para el desarrollo de estrategias exhaustivas e integrales.

EJEMPLO 1.2

BAJA RETRIBUCIÓN + ALTA ROTACIÓN = CAPACITACIÓN INSUFICIENTE

En el año 2012 Finkelstein y su equipo realizaron un diagnóstico cultural del riesgo en una empresa de equipamiento frigorífico. Los resultados evidenciaron que la carencia de capacitación de operarios en el uso de herramientas, equipos y elementos de protección personal, estaba estrechamente relacionada con la baja retribución y la alta rotación. La baja retribución económica y simbólica, interpretada por los operarios como salario insuficiente y nulas posibilidades de aprendizaje, desarrollo y proyección, era la causa de altos niveles de rotación en la empresa. La deserción era elevada, el promedio de permanencia de operarios rondaba los 3 meses. Incluso, algunos no duraban siquiera más de 2 días. Esta alta rotación de personal desincentivaba la realización formal de programas de capacitación y acciones informales de instrucción, esfuerzos que tienen sentido cuando existe una alta probabilidad que el trabajador permanezca en la empresa durante un periodo prolongado. Una frase que se repetía entre los funcionarios era: ¿para qué capacitar a una persona que lo más probable es que mañana no esté en la empresa? Los resultados eran claros en apuntar a que la capacitación no podía ser intervenida exitosamente de manera aislada. De esta manera, el informe del estudio incluyó la necesidad de mejorar la dimensión de retribución como forma de disminuir la rotación, para luego poder abordar la capacitación de los operarios en el uso de herramientas, equipos y elementos de protección personal.

Visión cultural versus cultura de prevención

Una visión cultural del riesgo no es similar a lo que comúnmente se denomina cultura de prevención o cultura de seguridad. A pesar que el término cultura se encuentra en las dos expresiones, ambas son incomparables, puesto que la concepción y aplicación del término cultura en cada una es por completo diferente. Una visión cultural se basa en una mirada antropológica de la cultura para intervenir en las organizaciones, mientras que la llamada cultura de prevención concibe la cultura como un conjunto de ideas, saberes y actitudes a introducir en las personas.

La cultura de prevención se entiende como los valores, actitudes, reglas, sistemas de administración y prácticas, principios de participación y conducta de trabajo, que conducen a crear un entorno de trabajo seguro y saludable. Esta concepción implica e incluye: 1. la prioridad que tanto gerentes como trabajadores asignan al tema de la prevención en sus tareas habituales, 2. la internalización de ciertos hábitos, actitudes, conductas y conocimientos sobre autocuidado, y 3. la extensión de la responsabilidad a todos los participantes mediante el establecimiento de derechos y obligaciones.

En este sentido, la ausencia de la prevención como una prioridad en las organizaciones, así como la falta de ciertos hábitos, actitudes, obligaciones y saberes por parte de los trabajadores, son lo que usualmente se interpreta como la ausencia de una cultura de prevención. Por tanto, la creación de una cultura de prevención queda supeditada a la promoción de la prevención, a la extensión de la responsabilidad a todos los miembros y a la formación educativa de los trabajadores en ámbitos como el autocuidado.

A diferencia de la concepción instructiva de la cultura preventiva, una visión cultural del riesgo apunta a la investigación rigurosa de la cultura de una organización para desarrollar intervenciones sobre aquellas dimensiones culturales que inciden en la salud y la seguridad de los trabajadores. Una visión cultural se aproxima a las organizaciones de manera directa y local con el objetivo de desarrollar intervenciones específicas según las particularidades de cada empresa. A partir del conjunto de normas, definiciones, valores, prácticas, procesos y creencias de la empresa, es decir, según la cultura de la organización, una visión cultural desarrolla estrategias preventivas para mejorar los niveles de seguridad, salud y bienestar laboral.

Como se aprecia, la diferencia radica principalmente en la noción del término cultura y las formas de intervención que cada una propone. Desde la cultura de prevención, el concepto de cultura queda restringido a un conocimiento universal que puede ser inculcado y promovido en las personas para acabar con los accidentes del trabajo. La inoculación de un cúmulo de saberes, actitudes, valores y prácticas, que en su conjunto se denomina cultura de prevención, supone la capacidad de reducir los accidentes y las enfermedades en el trabajo. Esta noción genera respuestas a nivel individual, estrategias que tienen como objetivo capacitar e instruir a las personas para asegurar niveles elevados de salud y seguridad. Desde esta mirada el comportamiento de riesgo se entiende como un asunto individual que puede ser modificado mediante la inoculación de una cultura de seguridad en la mente de las personas.

Desde una visión cultural del riesgo el concepto cultura toma una dimensión más profunda, como el conjunto local y particular de elementos que conforman un patrón estable en la vida de los miembros de una organización que necesita ser detectado, analizado, interpretado e intervenido para dar fin a los accidentes y enfermedades del trabajo. Esta visión reconoce que el comportamiento de las personas en el trabajo es culturalmente específico. Las personas orientan sus acciones y conductas según la cultura donde trabajan, es decir, el conjunto de creencias, valores, prácticas, roles, funciones, procesos, normas y en general arreglos sociales compartidos. Esta concepción de cultura genera respuestas que van más allá del nivel individual, estrategias que se despliegan a nivel organizacional. En particular, es el reconocimiento de que las personas responden y guían sus acciones según la cultura organizacional, lo que orienta el foco de intervención a nivel estructural para administrar los riesgos laborales.

Epílogo

Una visión cultural del riesgo nace de la necesidad de expandir la administración de la salud y la seguridad laboral a aquellos riesgos que no provienen de una economía industrial. Los cambios económicos y sociales producto de la transformación en los sistemas productivos, el avance del sector servicios y el fuerte ingreso de la mujer al empleo asalariado, han llevado a la perspectiva material del riesgo a un punto final. Detectar, medir y controlar riesgos físicos, químicos y biológicos ya no es suficiente para proveer a la fuerza laboral de ambientes seguros y saludables. Dentro de este contexto socioeconómico este capítulo propone una perspectiva cultural para expandir la observación y la administración a aquellos riesgos que emergen de las nuevas condiciones económicas y sociales. Una visión cultural aborda básicamente los riesgos organizacionales, aquellos riesgos que tienen relación con la forma en que el trabajo se diseña y organiza. Esta perspectiva observa, identifica, analiza e interviene las dimensiones específicas de la cultura que gatillan y generan accidentes y enfermedades laborales. Una visión cultural es ante todo una aproximación culturalmente específica, un abordaje que interviene la cultura propia y exclusiva de cada organización. A diferencia de la cultura de prevención, que se focaliza a nivel individual desarrollando acciones para inocular a las personas con un saber determinado, una visión cultural se eleva a un nivel superior de abstracción creando estrategias para ajustar y adaptar la cultura organizacional a los requerimientos de salud y seguridad laboral. En este sentido, es posible distinguir una visión cultural del riesgo como una perspectiva estructural de intervención, una aproximación cuyo fin es la armonización de la cultura organizacional a las necesidades de salud, seguridad y bienestar de las personas.

Capítulo 2

Cultura organizacional y seguridad laboral

¿Qué es la cultura organizacional?

Si bien muchos intuyen que la cultura de una organización juega un rol importante en la producción de accidentes y enfermedades, pocos son los que pueden determinar exactamente qué factores o dimensiones de la cultura son los que los desencadenan. Al respecto, no es suficiente tener una visión generalista sobre la cultura y pregonar una y otra vez que es necesario ocuparse de la cultura para acabar con los accidentes. Tampoco basta con predicar lo importante que es la prevención en la línea gerencial ni adoctrinar a mandos medios y trabajadores a través de talleres de autocuidado, conductas seguras y vida saludable. Es necesario disponer de un conocimiento acabado sobre la cultura, especialmente de las dimensiones que la componen, además de un método riguroso para poder realizar el análisis. Sin un mapa conceptual sólido que guíe la observación y recolección de las dimensiones culturales, ni un método científico para codificar y analizar la información recolectada, una intervención cultural resulta algo completamente inútil. Intervenir la cultura organizacional para evitar accidentes y enfermedades requiere de conocimientos y métodos de investigación social rigurosos. La cultura organizacional es un fenómeno profundo, amplio, complejo y multidimensional, un fenómeno que exige para su estudio e intervención conocimientos y herramientas especializados.

Ahora, si bien no existe consenso sobre qué es exactamente la cultura organizacional, se reconocen en ella dos niveles complementarios: el nivel externo y el nivel interno[1]. El nivel externo, susceptible a los sentidos físicos, comprende aquellos elementos tangibles como las instalaciones físicas, mobiliario, máquinas, herramientas, documentos de procedimientos, vestuario, retribución económica y prácticas laborales. El nivel interno abarca aquellos elementos subjetivos o modelos mentales a través de los cuales el individuo es socializado, tales como creencias, valores, identidades, doctrinas, normas, actitudes y aspiraciones. Estos dos niveles conforman el profundo y complejo fenómeno de

---

[1]   Deetz S., Tracy S., Simpson J.(2000). *Leading Organizations Through Transition.*Thousand Oaks: Sage.

la cultura organizacional, que desde una óptica antropológica tiene la función de prescribir cómo percibir e interpretar la realidad y con base en esto orientar el comportamiento laboral[2]. Desde aquí, podemos comprender la cultura organizacional como el conjunto de elementos físicos –máquinas, herramientas, documentos, vestuario, prácticas– y de elementos subjetivos –valores, creencias, normas, actitudes, identidades– que hacen que las personas perciban, interpreten y orienten sus acciones en el trabajo con el objetivo de asegurar la existencia y conservación económica de la organización. Desde esta mirada, la cultura tiene como función primordial moldear la percepción e interpretación de la realidad laboral para orientar el comportamiento de sus miembros en torno al objetivo de adaptación externa o supervivencia de la organización.

Características principales

La cultura organizacional constituye un fenómeno altamente complejo, profundo y poderoso. Es un fenómeno cuyas características impactan activamente a todos los miembros de una organización, indistintamente de su posición, función o jerarquía. Si bien la cultura organizacional se distingue por una serie de diversas características, principalmente se destaca por:

- Operar en la mente pero fuera de la conciencia[3].
- Prescribir la forma en que los miembros sienten y actúan[4].
- Fragmentarse en variadas subculturas[5].
- Desplegarse de forma multidimensional[6].

1. *En la mente pero fuera de la conciencia*

La cultura organizacional no solo se encuentra alrededor de las personas sino dentro de ellas, en su propia mente, operando como una serie de ideas o modelos mentales sobre la realidad laboral. Las personas generan estos modelos mentales a partir de la experiencia en el trabajo. Basta tan solo la simple exposición de las personas a su entorno social y cultural para que los modelos

---

[2]   Geertz C. (1973). *The Interpretation of Cultures*. New York: Basic Books.
[3]   Schein E. (2010). *Organizational Culture and Leadership* (4th ed). San Francisco: Jossey-Bass.
[4]   *Ibídem*.
[5]   *Ibídem*.
[6]   *Ibídem*.

mentales se generen. Los individuos construyen estos patrones según sus experiencias y rutinas cotidianas basados en el lugar, los participantes, los roles, las intenciones y los objetivos[7].

Sin embargo, a pesar que la cultura opera en la mente de las personas en forma de modelos mentales, esta funciona más allá de la conciencia individual. Las personas no son conscientes de los modelos que poseen, es decir, no se percatan de su existencia. Y como no pueden percibir, reflexionar o evaluarlos, las personas tienden a ajustar los eventos de la realidad a estos modelos, aunque aquello signifique muchas veces falsear o distorsionar el sentido de la realidad laboral.

Para graficar este punto se puede considerar al siguiente ejemplo: En algunos ambientes laborales es muy común que ante un accidente del trabajo se tienda a recurrir a la idea que los accidentes "ocurren por mala suerte" o son "obra del destino". Estos modelos mentales, propios de una forma de pensamiento mágico en la organización, permiten a las personas hacer sentido de un accidente mediante la idea de fortuna o predestinación. Mediante estos modelos mentales que existan en la cultura de la organización las personas logran exitosamente explicar el evento y superar la ansiedad que un accidente genera. Sin embargo las personas no logran darse cuenta que la explicación o interpretación proviene de una creencia o modelo mental de la cultura organizacional, no del evento mismo. Al estar inmersas frecuentemente en un ambiente laboral determinado, las personas dejan de darse cuenta que adoptan modelos mentales de la cultura organizacional para explicar y dar sentido a los eventos que suceden en el trabajo. Por lo general, los integrantes de una organización creen que sus pensamientos o ideas surgen a partir de la observación imparcial de un fenómeno, en vez de reconocer que estos habitan en la cultura donde trabajan y que se manifiestan en su mente al momento de interpretar un evento laboral.

En este sentido, la cultura organizacional, como un conjunto de modelos mentales compartidos por los miembros de una organización, opera de forma inconsciente en las personas asistiéndoles en percibir los eventos en el trabajo y hacer sentido de estos. Podemos decir que los miembros de una organización son en cierta medida víctimas de la cultura, porque reaccionan ante ella sin tener conciencia que lo que perciben o interpretan está guiado por la cultura misma. Los miembros son prácticamente ciegos, incapaces de observar que muchas de sus ideas y conceptos sobre el trabajo provienen de la cultura en la que están inmersos. Es quizás esta característica oculta de la cultura lo que la hace tan

---

[7]   Van Dijk T. (2009). *Discourse and Context. A Sociocognitive Approach.* New York: Cambridge University Press.

poderosa en su incidencia sobre las personas, quienes se ven imposibilitadas de hacerle frente o reaccionar ante ella de forma directa.

2. *Prescribiendo sentimientos y comportamientos*

Aunque existe consenso sobre la influencia que la cultura organizacional tiene sobre sus miembros, se tiende a minimizar la intensidad y el alcance de esta mediante una exagerada visión de autonomía de la persona. Por lo general predomina en las organizaciones un discurso de corte individualista que resalta desproporcionadamente la independencia y la racionalidad del individuo en el comportamiento y la toma de decisiones. Esta noción individualista impide advertir que, por ejemplo, la orientación general de una cultura organizacional predispone las emociones y el comportamiento de sus miembros. Al respecto, la cultura organizacional no solo moldea la interpretación de la realidad laboral, donde las personas tienden a adaptar los acontecimientos del trabajo a ciertas ideas o modelos mentales que habitan en la cultura sino que también prescribe sentimientos y patrones de comportamientos recurrentes entre sus miembros.

La orientación general de una cultura organizacional influye poderosamente en el estado emocional y en el comportamiento de sus miembros. Las personas responden emocional y conductualmente de manera muy diferente ante una cultura orientada al logro que ante una cultura orientada al poder, o bien ante una cultura orientada al cumplimiento de normas que a una orientada al cliente. Cada una de estas orientaciones imprime una fuerte impronta en las personas, quienes se ven compelidos a adaptar la ejecución de sus tareas, las relaciones entre pares, el ritmo de trabajo, el grado de control y el nivel de apoyo, a la orientación general de la cultura. El Ejemplo 3.1 ilustra la manera en que la orientación cultural prescribe emociones y comportamientos específicos entre sus miembros en diversos ámbitos.

> EJEMPLO 3.1
>
> ORGANIZACIONES ORIENTADAS AL PODER
>
> La experiencia laboral por más de diez años en una Mutual de Seguridad le permitió a Finkelstein comprender hasta qué punto una cultura orientada al poder influye en el comportamiento de las personas. En organizaciones donde el poder y la autoridad están concentrados en el fundador y un grupo muy reducido, los miembros tienden a desempeñarse motivados por agradar a la jefatura, mostrarle respeto, ser complacientes y, sobre todo, cumplir las órdenes de forma diligente. El valor principal es la obediencia, someterse a la orden de mando dócilmente, relegando la autonomía, la reflexión y la creatividad a ámbitos extralaborales. Según Finkelstein, en

estas culturas la promoción no depende de las competencias o los méritos del trabajador sino del aprecio, la cercanía y la simpatía que se tengan con los líderes. Es una cultura de privilegios, donde la posición depende de cuán cerca se está del perímetro de estima del fundador y de sus cercanos. Por otro lado, dado que estas culturas tienden a generar coaliciones, grupos bajo los cuales los miembros se alinean para aumentar sus cuotas de poder, es común encontrar razonamientos y decisiones motivadas por rivalidades, competencias, favoritismos, lealtades y en general un conjunto de arbitrariedades que responden a la estructura de poder más que a las necesidades del mercado. En este contexto cultural los miembros sienten, piensan y actúan de manera política, con diplomacia, realizando *lobby*, orientados a las coaliciones y a su nivel de acumulación de poder. Para triunfar en estos sistemas los miembros son compelidos a conocer las alianzas internas y a actuar con altos grados de tacto y astucia, además de desarrollar cierto grado de insensibilidad o relativismo moral que les permita ascender a expensas de quienes poseen las competencias o los méritos adecuados. Estas organizaciones tienden a generar un clima emocional inequitativo, de profunda injusticia social, dado que las posiciones, roles, salarios y responsabilidades son dispensados como privilegios de manera arbitraria según el grado de cercanía que se tenga con el fundador y su selecto grupo.

Además de prescribir ciertos sentimientos y comportamientos particulares, la cultura organizacional los estabiliza y normaliza en el tiempo, haciendo de ellos algo natural y corriente en el lugar de trabajo. Esto sucede porque el fenómeno cultural es altamente estabilizador, en el sentido que regulariza los comportamientos que se despliegan y los hace ver como legítimos y aceptables. En el Ejemplo 3.1 los miembros no logran percibir que obedecer irreflexivamente, suspender el pensamiento crítico, responder a lealtades, avasallar a otros para ascender o insensibilizarse ante los privilegios, responde a una cultura organizacional particular más que a algo natural del ámbito laboral. Sus emociones, actitudes y conductas no les resultan en lo absoluto algo excepcional, desacertado o disfuncional sino, por el contrario, algo totalmente normal y corriente. Esto se explica porque la cultura, como agente socializador, es particularmente poderosa en adoctrinar a los miembros en las formas adecuadas y aceptables de sentir, pensar y actuar, manteniendo un alto grado de coherencia y orden social en la organización. De esta manera, la cultura organizacional cumple un importante rol en prescribir sentimientos y comportamientos para luego estabilizarlos en el tiempo.

3. *La fragmentación en subculturas*

Un error común en el análisis de la cultura organizacional es la presunción de que esta constituye un fenómeno homogéneo, cohesionado y globalizante, que se expresa uniformemente sin rupturas entre todos sus miembros. La cultura organizacional no solo está alejada de esa idea sino que se caracteriza por todo lo contrario. La cultura organizacional es un fenómeno altamente discontinuo, difuso y fragmentado, un fenómeno que se expresa de diferentes y conflictivas maneras entre sus miembros.

Las organizaciones están formadas por distintos grupos de personas, quienes conforman subculturas dentro de la misma cultura organizacional. Estas subculturas interactúan unas con otras dentro del contexto cultural total de la organización. Básicamente, se forman en torno a los valores y creencias de las profesiones, tareas, funciones y objetivos de las diferentes áreas. Por ejemplo, la subcultura de los operadores tiende a enfatizar aspectos como las habilidades, el conocimiento práctico, el oficio, la experiencia y la capacidad de resolver dificultades en terreno. El conocido dicho "el que sabe, sabe y el que no, es jefe", refleja la visión de esta subcultura que enfatiza el hacer, la importancia del conocimiento práctico y las habilidades. Por otro lado, la subcultura de los administradores o gerentes observa la organización en términos financieros y económicos, como una lucha contra los competidores por cuotas de mercado, enfatizando el incremento de índices de eficiencia y productividad, donde la sobrevivencia o el crecimiento económico constituyen el objetivo central y referencia de éxito de la organización. Esta subcultura, más que considerar la información que proviene desde sus subordinados, se focaliza sobre datos, cifras, estadísticas y, en general, información de alto nivel de abstracción que proviene del mercado y de estudios que periódicamente realizan. A diferencia de la subcultura de los operadores que se consideran a sí mismos como un recurso crítico, la subcultura de los gerentes considera a los operadores como un recurso más a ser administrado para el logro de los objetivos financieros.

Las subculturas dentro de una organización interactúan dentro de la cultura organizacional compitiendo unas con otras por recursos, dotación, responsabilidades, autonomía y en general por aumentar su poder. En cada organización es posible observar la dominación de una subcultura por sobre las demás, proveyendo un mayor estatus a aquellos miembros que forman parte de la subcultura dominante. Dependiendo del tipo de actividad económica, tamaño, emplazamiento, orientación, antigüedad, posición en el mercado, estabilidad financiera y, en fin, las más diversas variables de la organización, existirá en la organización una subcultura particular que dominará por sobre las demás.

Lo importante del fenómeno de las subculturas es destacar que la comprensión profunda de la cultura de una organización depende de la identificación, estudio y análisis de las subculturas y su interacción entre unas y otras. Resulta errado aproximarse a la cultura de una organización bajo la presunción de homogeneidad y uniformidad. Es necesario adentrarse en las subculturas de una organización para comprender realmente cómo opera la cultura, especialmente si el estudio de esta tiene como fin el desarrollo de estrategias y programas para mejorar las condiciones de salud, seguridad y bienestar laboral. Como más adelante veremos, la excesiva dominación de una subcultura por sobre otra aumenta considerablemente la exposición a accidentes, enfermedades y malestar en el trabajo. Desde el punto de vista de la salud y la seguridad en el trabajo, es prioritario mantener el equilibrio entre las diferentes subculturas, evitando las hegemonías y abusos de unas por sobre otras.

4. *El despliegue multidimensional*

El estudio y análisis de los aspectos generales de una cultura, como lo es su orientación y la interacción entre las subculturas, son de gran importancia. Sin embargo no son suficientes para comprender el fenómeno de la cultura organizacional y su impacto en la percepción, emoción, actitud, pensamiento y conducta de las personas. Para comprender una cultura organizacional es necesario detectar, aislar y analizar las dimensiones culturales, aquellos ámbitos específicos donde la cultura se despliega. La importancia de identificar y aislar las dimensiones culturales para luego analizarlas radica básicamente en la característica multidimensional de la cultura. Al respecto, la cultura organizacional se despliega en una gran variedad de dimensiones, ámbitos o funciones específicas que permiten organizar el trabajo para alcanzar los objetivos económicos y/o asegurar la existencia de la organización.

Describir, por ejemplo, una cultura organizacional como una cultura de logro donde un grupo de profesionales constituye la subcultura dominante, resulta superficial e insuficiente. Es necesario especificar y aislar las dimensiones de la cultura que son sensibles a la orientación al logro y a la subcultura, en este caso la de profesionales. Por ejemplo, especificar que la cultura de logro tiene efectos positivos sobre la dimensión de autonomía, dotando al individuo de un amplio margen de libertad para diseñar y organizar su trabajo en el cumplimiento de los objetivos trazados. O bien, puntualizar que la subcultura de profesionales, por ejemplo el área ingenieril de una institución, impacta negativamente en la dimensión de demanda de los operarios a causa del elevado grado de monotonía que la mecanización y estandarización de los procesos genera. O tal vez exponer cómo la dimensión de identidad en los operarios se ve reducida a un "número" o una "cifra" a causa de la visión instrumental y el énfasis productivista de la orientación al logro generada por una subcultura de ingenieros.

Como se aprecia, es fundamental detectar las dimensiones específicas de la cultura organizacional y la forma en que estas se despliegan en el contexto cultural. Estas dimensiones particulares especifican y condicionan la percepción, sentimientos y el comportamiento de las personas en aquellos ámbitos puntuales, razón por la cual su detección es relevante. Dimensiones típicas y fáciles de reconocer en toda organización son la dimensión de autoridad, la dimensión de retribución, la dimensión de liderazgo y la dimensión de promoción. Otras menos conocidas, pero de gran importancia en salud y seguridad laboral, son la dimensión de autonomía, la dimensión de demanda, la dimensión de identidad y la dimensión de relaciones sociales. Todas estas dimensiones componen en su conjunto la cultura de una organización, ámbitos específicos mediante los cuales es posible mapear, describir y analizar la cultura para luego desarrollar intervenciones puntuales.

Las dimensiones culturales poseen un alto grado de variabilidad en su incidencia sobre la cultura organizacional, es decir, inciden con diversa intensidad. Esta variabilidad responde a una infinidad de factores como el rubro económico, el tamaño de la empresa, el emplazamiento, el grado de educación de la fuerza laboral, la posición en el mercado, etc. Hay organizaciones en que la dimensión del apoyo social es crítica, donde la asistencia y ayuda entre los pares son un aspecto clave para la ejecución de las tareas y el cumplimiento de los objetivos. En otras organizaciones el cumplimiento de las reglas constituye la dimensión más importante, permitiendo un elevado grado de estandarización y seguridad en los procesos. En organizaciones donde la innovación constituye una ventaja competitiva en el mercado, la dimensión de autonomía cobra una relevancia vital, incentivando a sus miembros a definir por sí mismos las tareas, los objetivos, el horario y los tiempos de descanso.

A causa de la alta variabilidad que las dimensiones presentan en su incidencia, se tiende a enfocar y reducir el análisis a aquellas que son más influyentes. Sin embargo se debe superar la tentación de reducir el análisis a las más importantes. Hay que tratar de no describir la cultura o estereotiparla mediante un grupo pequeño de dimensiones relevantes. Es necesario abordar la mayor cantidad de dimensiones culturales en un análisis, sobre todo porque la mayoría de ellas interactúan unas con otras de forma sistémica, ya sea reforzándose, minimizándose o anulándose.

El despliegue multidimensional de la cultura pone de manifiesto que un análisis cultural es una tarea ardua, acuciosa y compleja, tarea donde abundan las distinciones, las descripciones y las particularidades. La observación y análisis de las dimensiones exige por parte del investigador un acabado conocimiento sobre las dimensiones culturales en una organización, especialmente aquellas dimensiones que inciden directa o indirectamente en la salud y seguridad de las personas. Estudiar y analizar la cultura para reducir los accidentes y enfermedades del trabajo es una tarea demandante en términos de conocimiento, rigurosidad en la recolección de información e idoneidad en el análisis. No basta con predicar lo importante que es la cultura para prevenir accidentes, sensibilizar al mando gerencial sobre la importancia de la prevención, inculcar valores de seguridad o realizar talleres generales sobre autocuidado y vida saludable. Es necesario ir más allá de las medidas generales e identificar y analizar aquellas dimensiones culturales de la organización que gatillan o inciden en la producción de accidentes y enfermedades laborales. Es indispensable acercarse con el conocimiento y las herramientas pertinentes para estudiar las dimensiones culturales en su impacto sobre la salud, la seguridad y el bienestar de las personas. No tiene utilidad alguna estudiar la cultura de forma general, identificando patrones que responden a escalas y tipologías universales, que simplifican y estereotipan la realidad organizacional, ofreciendo meras caricaturas de la organización. La característica multidimensional de la cultura exige y demanda para su estudio e intervención un acercamiento instruido, competente y profundo para mejorar la salud y la seguridad en el trabajo.

Impacto de la cultura organizacional en la salud y la seguridad laboral

¿Qué incidencia tiene la cultura en la salud de las personas? ¿De qué manera influye la cultura en la producción de accidentes y enfermedades? Son muchas y muy variadas las maneras en que la cultura incide en la salud de sus miembros, existiendo gran cantidad de investigación y estudio sobre esta materia. Sin embargo, la mejor forma de aproximarse a la relación cultura/salud es yendo a la raíz del problema, a la tensión natural entre la cultura y sus miembros.

La incidencia que la cultura organizacional posee sobre la salud, la seguridad y el bienestar de las personas se explica primordialmente por la desviación natural que existe entre el fin de la cultura organizacional y las necesidades de sus miembros. Si se considera que la cultura organizacional tiene como finalidad la conservación y crecimiento de la organización, no así satisfacer las necesidades de sus miembros, se puede comprender por qué la cultura organizacional puede representar un riesgo para sus propios miembros. El hecho que la cultura organizacional no se orienta naturalmente a las necesidades de las personas en el trabajo, aquellas de tipo económico, relacional, intelectual, emocional, de desarrollo, de autonomía y de participación, tiene como consecuencia un riesgo potencial para la salud y seguridad de las personas. Existe un conflicto latente entre las demandas organizacionales y las necesidades de las personas, conflicto que debe ser visualizado y administrado para preservar la salud, la seguridad y el bienestar laboral.

Ahora, si bien es evidente que la conservación de la organización depende de la conservación de sus miembros, es innegable que esta relación es en última instancia una relación utilitaria. Si la existencia de la organización está en juego, son sus miembros los que son sacrificados, no la organización misma, tal como ocurre cuando por razones de viabilidad económica las organizaciones realizan despidos masivos. Si bien la organización necesita de sus miembros para existir, la organización no existe para mantener y desarrollar a sus miembros. En este sentido, la cultura organizacional funciona esencialmente para proteger, mantener y asegurar la existencia de la organización en el tiempo, función que muchas veces cumple en detrimento de las necesidades de sus propios miembros.

Esta desviación natural entre la finalidad de la cultura organizacional y las necesidades de las personas pone de manifiesto que los problemas de salud y seguridad no se encuentran necesariamente en una cultura disfuncional o deteriorada sino en toda cultura, incluso aquellas completamente funcionales que han permitido la exitosa adaptación y crecimiento de la organización en el mercado. Toda cultura organizacional que no adapta o ajusta las demandas del trabajo a las necesidades de salud y seguridad de las personas está condenada a generar accidentes, enfermedades y malestar en el trabajo. Es la falta de armonía entre la cultura organizacional y las necesidades de las personas la causa de la raíz de los accidentes y las enfermedades en el trabajo. Ninguna organización que no coloque su atención sobre esta desviación logra desarrollar ambientes laborales saludables y exentos de riesgo. Comprender esta desalineación y desajuste es esencial para intervenir la cultura organizacional en pos de mejorar la salud y la seguridad de las personas en el trabajo.

Armonizando la cultura a las necesidades humanas

Ajustar la cultura organizacional a las necesidades de salud y seguridad de las personas es la clave para gozar de ambientes laborales exentos de accidentes, enfermedades y malestar. No es suficiente puntualizar sobre las condiciones y las acciones inseguras, como la prevención de riesgos tradicional insiste. Pretender evitar accidentes mediante el control de los trabajadores bajo la construcción, medición y evaluación de estándares, o bien a través de inculcar hábitos, actitudes, conductas y conocimientos sobre autocuidado y vida saludable, constituye una visión rudimentaria, sesgada, indocumentada e injusta.

Primero que nada, es rudimentaria porque pretende administrar la seguridad a nivel individual obviando el profundo y potente impacto que la cultura organizacional tiene sobre las personas. La cultura organizacional moldea la cognición y la interpretación de la realidad, haciendo que las personas adapten los acontecimientos a modelos mentales que habitan en la cultura, prescribiendo sentimientos y patrones de comportamientos que pueden desembocar en un accidente o enfermedad. Segundo, constituye una visión sesgada porque evita explorar y analizar el funcionamiento de la cultura donde habita el trabajador, suponiendo que esta funciona como soporte y apoyo a las necesidades de sus miembros. Al respecto, presume erróneamente que las dimensiones de la cultura organizacional, tales como la autoridad, las normas, la retribución, el liderazgo, la autonomía y la demanda, entre otras, funcionan como apoyo a las necesidades de las personas. Tercero, es además una visión indocumentada porque ignora los efectos adversos en salud y seguridad que producen ciertos factores culturales desajustados, tales como altos niveles de demanda, baja autonomía, relaciones sociales defectuosas, valores instrumentales, ambigüedad de rol, baja estimulación, etc. Y cuarto, es una mirada profundamente injusta e inequitativa porque coloca todo el peso de la intervención sobre el individuo a expensas de la organización. Es el individuo el que debe controlarse, evaluarse, adaptarse, modificarse, instruirse y capacitarse, mientras los procesos y la cultura de la organización quedan excluidos de todo análisis, diagnóstico e intervención. Por el contrario, una aproximación cultural, basada en la armonización de la cultura según las necesidades de sus miembros permite trascender los puntos ciegos de la prevención tradicional y abre el campo de acción a estrategias colectivas, complejas y orgánicas. Intervenir la cultura organizacional constituye un nivel superior en prevención de riesgos laborales, un paso decisivo en la erradicación de las enfermedades y los accidentes del trabajo.

Ahora, ¿es realmente posible ajustar la cultura organizacional a sus miembros? ¿Es acaso esta una tarea imposible? ¿Cómo abordar una empresa de esta magnitud? Si bien la cultura constituye un fenómeno altamente profundo y complejo, es posible intervenirla y armonizarla con elevado éxito mediante una estrategia de índole dimensional. Gracias a que la cultura se despliega en dimensiones particulares, una serie de ámbitos específicos susceptibles de aislar y analizar de forma independiente, el ajuste de la cultura es posible realizarlo con bastante éxito. Esto requiere de un enfoque que se aproxime a la cultura a través de los lentes de las dimensiones, es decir, que comprenda la cultura como la suma de dimensiones que la componen. Es necesario observar y analizar el impacto de la cultura en salud y seguridad a partir del conjunto de dimensiones que la conforman, tales como la dimensión de autoridad, de liderazgo, de autonomía y de apoyo social. De esta manera la identificación y análisis de cada dimensión en su incidencia particular sobre la salud y seguridad de las personas brindará un panorama completo de la cultura organizacional en su impacto sobre la salud laboral. Ahora, si bien la cultura debe ser estudiada a partir de las dimensiones culturales, jamás hay que perder de vista el contexto cultural completo ni la interacción de las subculturas dentro de la organización. Por tanto, el estudio de las dimensiones debe realizarse en el contexto de la orientación cultural organizacional y los intereses y presiones competitivas que las diferentes subculturas ejercen.

Epílogo

El rol que la cultura organizacional juega en la producción de accidentes y enfermedades es poco conocido. Por lo general se adolece de las herramientas conceptuales necesarias para observar, distinguir y reconocer aquellos factores culturales que desencadenan accidentes y enfermedades. Pocos son los que pueden abstraer la cultura y determinar con precisión las dimensiones de la cultura organizacional que someten a las personas a contraer una enfermedad o sufrir un accidente. Esto se explica porque la cultura organizacional es un fenómeno profundo, amplio, complejo y multidimensional, que exige para su intervención saberes especializados. La cultura organizacional abarca dos niveles complementarios: el nivel externo y el nivel interno. Mientras el primer nivel es susceptible a los sentidos físicos, el segundo nivel es susceptible a los estados intersubjetivos de los miembros de una organización. Ahora, si bien la cultura es un fenómeno altamente complejo, es posible intervenirlo con éxito mediante una estrategia de índole dimensional. Dado que la cultura se despliega en dimensiones particulares, un enfoque que se aproxime a la cultura a través de dimensiones específicas resulta clave para intervenir la compleja madeja cultural de una organización. Sin ser esta una tarea sencilla sino, por lo contrario, en extremo demandante y rigurosa, una intervención cultural es capaz de lograr resultados profundos y duraderos gracias a su orientación. Al respecto, el objetivo primordial de una intervención cultural es adaptar las dimensiones culturales a las necesidades de salud y seguridad de los miembros. Son la carencia de armonía entre las dimensiones culturales de una organización y las necesidades de las personas las causas de los accidentes y las enfermedades en el trabajo. Comprender esta desalineación e intervenirla es esencial para lograr trabajos seguros y saludables.

Capítulo 3

Dimensiones culturales del riesgo

¿Qué son las dimensiones culturales del riesgo?

Las dimensiones culturales del riesgo son aquellos ámbitos específicos de la cultura organizacional que inciden directa o indirectamente en la generación de accidentes, enfermedades y malestar en el trabajo. Se refieren particularmente al conjunto de prácticas, roles, funciones, procesos, creencias, valores y normas en una organización, que tienen el potencial de afectar la salud y la seguridad de las personas. Las dimensiones culturales del riesgo expresan la posibilidad o probabilidad de daño físico o mental que la cultura organizacional puede ocasionar a una persona a causa o con ocasión de su desempeño laboral. El nivel de demanda, el grado de control y autonomía, las normas institucionales, el sistema de valores, la distribución de autoridad, y las relaciones sociales son típicas dimensiones culturales del riesgo que al estar desajustadas a las necesidades de los miembros de una organización producen enfermedades y/o accidentes del trabajo.

Las dimensiones culturales del riesgo constan tanto de elementos físicos como de elementos subjetivos que hacen que las personas perciban, interpreten y orienten sus acciones en el trabajo con el riesgo de contraer una enfermedad o sufrir un accidente. Los elementos físicos están alrededor y en contacto con las personas, mientras que los elementos subjetivos se encuentran al interior de las personas, en su propia mente, a modo de creencias, actitudes, valores e identidades compartidos por el grupo. Por ejemplo, cuando los operarios de una línea de producción están expuestos a un elevado desgaste y tensión psíquica por no tener la capacidad de detener o controlar la velocidad de la línea durante el desempeño de su trabajo, la línea de producción, es decir, la máquina misma, constituye el elemento físico de la dimensión cultural del riesgo. Si en este caso existe además una elevada sanción psicológica grupal por quejarse o no exhibir capacidad de ajuste a la velocidad que impone la línea, en forma de descrédito como incompetente o "no servir para la pega", la existencia de este descrédito constituye el elemento subjetivo de la dimensión cultural. De esta manera el elemento físico –la línea de producción– y el elemento subjetivo –el descrédito por incompetencia–, conforman la dimensión cultural de riesgo reconocida como control y autonomía. Tanto la imposibilidad de modificar la velocidad de la máquina como la presión psicológica por acoplarse a la velocidad para mostrarse capaz y competente, comprenden la dimensión cultural de autonomía y control, que al no estar ajustada a los operarios, los expone a accidentes –contusión o corte–, enfermedades –tendinitis o lesión muscular– y malestar general –desgaste físico y tensión mental.

Sin embargo no todas las dimensiones culturales poseen los elementos físicos y subjetivos al mismo tiempo. Es posible encontrar dimensiones culturales del riesgo solo basadas en elementos físicos y otras en elementos subjetivos, como la dimensión de identidad, dimensión que puede existir mediante la subjetividad sin la necesidad de correspondencia física. La identidad de masculinidad, basada en reciedumbre, fortaleza y potencia, constituye un modelo mental estereotípico que contribuye a disminuir la percepción de riesgo con el objetivo de reafirmar la identidad masculina ante el grupo (véase Identidad en este capítulo). En este caso solo tenemos el elemento subjetivo, pero se carece del elemento tangible en la organización que tenga un correlato directo con la masculinidad. La dimensión de identidad, como modelo mental que apela a la identidad social del individuo, desencadena enfermedades y accidentes sin la necesidad de tener una correspondencia física o material en la organización.

Ahora, el hecho que las dimensiones culturales de riesgo poseen elementos subjetivos, elementos simbólicos que habitan en la mente, no significa que las personas sean conscientes de ello. Tal como se explicó en el Capítulo 2, la cultura habita en la mente pero más allá de la conciencia individual. Las personas no son conscientes de los elementos subjetivos ni menos de la incidencia de estos en su salud y seguridad. Nadie hará explícito que sus acciones tienen como respuesta reafirmar su masculinidad en el trabajo, ni tampoco señalará que estas generan una elevada exposición a accidentes. Estos aspectos subjetivos son inadvertidos para las personas, pero un investigador cultural competente es capaz de, a través del análisis riguroso y detallado de los datos recolectados en las entrevistas grupales e individuales, realizar interpretaciones y conexiones que permitan inferir la incidencia en salud y seguridad de ciertos elementos subjetivos que se encuentran fuera de la conciencia de las personas. Esto se explica porque, aun cuando las personas son incapaces de darse cuenta y comprender sus propios fenómenos mentales, son por lo general capaces de verbalizarlos de diversas maneras. Por tanto, es factible identificar con cierta precisión aquellas dimensiones culturales que comprenden factores subjetivos inconscientes mediante la interpretación y la manera en que las personas atribuyen significado a su vivencia laboral.

Las dimensiones culturales del riesgo se caracterizan por ser extremadamente locales, contextuales y particulares. Son locales porque dependen de todos los elementos del medio ambiente donde se encuentran, tanto de aspectos físicos, psíquicos, grupales, organizacionales y emocionales. Son contextuales porque se presentan y despliegan de forma interdependiente unas con otras, interactuando de diferentes maneras, a veces reforzándose, minimizándose o anulándose. Finalmente, son extremadamente particulares, pues se manifiestan de forma singular en una organización, es decir, de manera casi única, siendo prácticamente imposible de encontrar en dos organizaciones la misma manifestación de una dimensión cultural del riesgo. Esto hace que sea imposible enumerar y describir todas las dimensiones culturales de riesgo, ya que para aquello habría que conocer las particularidades de cada organización. No obstante, es posible presentar algunas dimensiones con bastante claridad. Si bien las características locales, contextuales y particulares de las dimensiones no permiten describir de forma exacta cómo se despliega cada dimensión, es posible ofrecer una panorámica general para poder comprender la naturaleza de estas dimensiones en la producción de accidentes y enfermedades laborales.

En este capítulo se presentan y describen once dimensiones. Algunas de ellas se basan y adquieren su nombre directamente del marco teórico de las determinantes sociales de la salud en el trabajo[1]. Otras, provienen de mi propia experiencia como investigador en salud y seguridad laboral. Estas descripciones no son axiomáticas, exhaustivas ni concluyentes, sino meramente un punto referencial para comprender la manera en que la cultura organizacional influye en la producción de accidentes, enfermedades y malestar laboral.

Dimensión de demanda

Esta es quizás la dimensión cultural de riesgo más conocida en el ámbito laboral. Todas las personas son capaces de darse cuenta y reconocer que la demanda laboral, esto es, el nivel de carga de trabajo, juega un importante rol en la salud y seguridad. No es necesario ser investigador social para darse cuenta de cómo una elevada demanda de tareas puede desencadenar accidentes, enfermedades y malestar en el trabajo. Esto sucede porque, por un lado, la demanda laboral constituye una dimensión que prácticamente afecta a toda la población laboral, y, por otro, es de fácil observación, abstracción y generalización a diversos puestos de trabajo. Los numerosos casos de accidentes protagonizados por choferes de transporte interurbano, quienes se duermen al volante producto de un exceso de horas de conducción, han contribuido a popularizar esta dimensión en la

[1] Wilkinson C. (2001). *Fundamentals of Health at Work: The Social Dimensions.* New York: Taylor & Francis.

población. En cuanto a las enfermedades, son bastantes los estudios que evidencian el impacto de la demanda laboral en la salud de las personas, tales como el riesgo a desarrollar enfermedades cardiovasculares o enfermedades mentales[2].

Sin embargo, aun cuando esta dimensión goza de bastante popularidad, pocos son los que reconocen su real profundidad y alcance. Por lo general, esta dimensión es reconocida solo en su nivel cuantitativo, particularmente cuando constituye un nivel elevado. Pero se desconocen los graves problemas que un nivel reducido de demanda genera en las personas. El estado de inactividad y el aburrimiento poseen efectos tremendamente nocivos, que pueden resultar en un verdadero tormento para las personas[3]. La subdemanda, donde las personas sienten que sus tareas no son lo suficientemente demandantes, tiene un severo impacto en la salud y la seguridad. Enfermedades mentales, como estrés, depresión y neurosis laboral, sumadas a malestar laboral como baja autoestima y carencia de sentido se encuentran concentradas en rubros donde las personas se ven enfrentadas a una importante subdemanda laboral, como es el caso de los organismos gubernamentales como las Municipalidades[4].

Por otro lado, también se desconoce la parte cualitativa de la demanda, aquella que tiene que ver con la naturaleza misma de la tarea. Tal como ocurre con la parte cuantitativa, los dos extremos representan un problema. Tanto la ejecución de tareas muy complejas y desafiantes como la ejecución de tareas repetitivas y monótonas incrementan los riesgos de enfermedades y accidentes. La ejecución de tareas repetitivas y la falta de estimulación disminuyen la actividad del cerebro, mermando el desempeño laboral y aumentando el riesgo de accidentes[5]. En ambientes monótonos la capacidad de estar atento y detectar señales de riesgo disminuye ostensiblemente[6]. No es necesario extenderse sobre la exposición a tareas en extremo complejas, ya que resulta evidente la elevada tensión que experimenta una persona al verse enfrentada a tareas que técnicamente no puede cumplir. Este aspecto cualitativo no solo se expresa en la naturaleza técnica de la tarea sino que también puede encontrarse en la naturaleza psicológica o emocional que indirectamente genera la tarea. El Ejemplo 3.1 describe los efectos adversos que la elevada demanda emocional impone a

---

[2]   Karasek R., Theorell T. (1990). *Healthy Work: Stress, Productivity, and the Reconstruction of Working Life.* New York: Basic Books.

[3]   De Man H. (1929). *Joy in Work.* London: George Allen and Unwin.

[4]   Asociación Chilena de Seguridad (2011). *Base de Datos de Salud año 2010.* Santiago: Gerencia de Salud.

[5]   Frankenhauser M. (1991). A Biopsychosocial Approach to Work Life Issues. In J. Johnson & G. Johansson (Eds.), *The Psychosocial work environment: work organization, democratization, and health: essays in memory of Bertil Gardell.* New York: Baywood Publishing Company.

[6]   *Ibídem.*

los guardias de seguridad en el cumplimiento de su trabajo, demanda para la cual no se encuentran preparados.

La dimensión cultural de demanda constituye una dimensión crítica a balancear en las organizaciones para el logro de ambientes seguros y saludables. Para tal efecto es necesario ajustar tanto la cantidad como la cualidad de la demanda laboral según las capacidades de las personas, asegurándose que tanto la cantidad como la naturaleza de la tarea no excedan las capacidades del individuo y que tampoco lo priven de actualizar su potencial.

EJEMPLO 3.1

RECONOCIENDO Y CONTROLANDO EMOCIONES

Los resultados de un estudio exploratorio realizado en 2012 por Finkelstein y su equipo en guardias de seguridad permiten observar la necesidad de intervenir la demanda emocional de este grupo. El análisis del material recolectado a través de grupos de discusión y entrevistas en profundidad tanto a los guardias como a sus supervisores evidencia la elevada demanda emocional que los guardias de seguridad experimentan en su trabajo. Los guardias se ven expuestos a una alta presión por reconocer y controlar tanto las emociones de los usuarios como los estados emocionales propios. Primero deben estar atentos y saber reconocer las emociones e intenciones de los usuarios que entran en las dependencias. Por lo general, realizan un escrutinio de los usuarios para encontrar signos de mal genio, exigencia, agresividad y violencia, estados que se reconocen como desencadenantes de situaciones en las que deben intervenir. Y cuando la situación lo requiere, se ven exigidos a actuar para controlar el estado emocional del usuario. Tal como uno de ellos explica: "tenemos que actuar y tratar que la persona se tranquilice", o bien como otro, de forma preventiva, señala, "tipos que entran agresivos… yo les abro la puerta, les doy la mano y el tipo como que se desarma". Segundo, la demanda emocional va más allá del reconocimiento y control de las emociones de los usuarios. Los guardias también se ven exigidos a escrutar y administrar sus estados emocionales. Según sus propias narraciones, se ven requeridos a reconocer y controlar su indignación, actuando calmadamente ante situaciones injustas, humillantes, de amenaza y violencia, debiendo soportar estoicamente agresividad, mal trato, gritos, insultos, escupitajos y golpes. Como uno de ellos narra: "me han escupido, me han golpeado, me han insultado… yo ahí tranquilo, tranquilo… aguantando". Finkelstein explica que esta elevada demanda emocional, que impone la formidable tarea de reconocer y controlar tanto las emociones ajenas como las personales, constituye una demanda que cualitativamente supera las capacidades de los guardias de seguridad. Ellos no solo carecen de las herramientas adecuadas y de la preparación suficiente para cumplir satisfactoriamente la demanda emocional, sino que ni siquiera cuentan con el apoyo organizacional para participar en un "debriefing", actividad que un profesional preparado ejecuta después de un incidente crítico cuyo objetivo es aliviar la tensión y estrés del incidente y asistir a la persona en el proceso de recuperación. El informe de este estudio concluye que el exceso de demanda emocional tiene consecuencias negativas en la salud de los guardias. Estos no solo se ven expuestos a lesiones físicas y accidentes por el descontrol de un evento caliente sino que también poseen un alto riesgo a contraer enfermedades mentales –neurosis laboral, depresión– y destinados a experimentar un gran malestar laboral producto del desgaste psicológico, la frustración y la impotencia.

Dimensión de control y autonomía

La dimensión de control y autonomía se refiere al nivel de influencia que goza una persona en el desempeño de su trabajo. Tiene que ver con la capacidad de diseñar, intervenir, controlar, negociar o influenciar aspectos laborales que se relacionan con su desempeño, tales como la velocidad de ejecución, los tiempos de descanso, el orden de las tareas, la forma de ejecución, la cantidad de tareas y naturaleza de las mismas[7]. También se relaciona con la capacidad de influenciar el orden político de la organización, es decir, la posibilidad de modificar reglas, negociar condiciones laborales, ajustar responsabilidades, establecer metas y en general disponer de cierto grado de decisión y autoridad sobre aspectos organizacionales que influyen en su desempeño[8]. En síntesis, el control implica participación, influencia, predictibilidad y la capacidad de desempeñarse con éxito bajo un conjunto de reglas o bien de intervenirlas y modificarlas.

Tanto el nivel de control sobre la ejecución de las tareas como el nivel de decisión y autoridad sobre aspectos organizacionales poseen un importante efecto sobre la salud, seguridad y bienestar de las personas. La primera reacción a la falta de control es miedo y ansiedad[9]. En cuanto a sus efectos prolon-

---

[7]   Aronsson G. (1991). Dimensions of Control as Related to Work Organization, Stress, and Health. In J. Johnson & G. Johansson (Eds.), *The Psychosocial work environment: work organization, democratization, and health: essays in memory of Bertil Gardell*. New York: Baywood Publishing Company.

[8]   *Ibídem.*

[9]   *Ibídem.*

gados, bajos niveles de control y autonomía aumentan considerablemente los niveles de tensión psíquica exponiendo a las personas a estrés y problemas cardiovasculares[10]. El clásico "burnout", donde la persona se ve mentalmente agotada y sobrepasada, se explica en parte por las dificultades que experimenta en controlar y administrar aspectos de su desempeño laboral tales como la cantidad de responsabilidades y las metas a cumplir. Particularmente es el sentimiento prolongado de imprevisibilidad sobre la situación laboral lo que daña profundamente a la persona. Por otro lado, la falta de control sobre el ritmo, las pausas y la presión constituye una causa directa en la producción de accidentes laborales. Tal como se ilustra en el Ejemplo 3.2, la carencia de control en las líneas de producción tiene importante repercusiones en la seguridad de los operarios. Esto sucede porque tanto la mecanización de la producción como la división del trabajo privan a las personas de toda posibilidad de participar y determinar libremente sus propios actos en el trabajo. Por otro lado, los trabajos repetitivos y mecánicos reducen la capacidad de recuperación de la tensión laboral, aumentando los riesgos de estrés y enfermedades mentales[11]. En general, es posible de observar una relación inversa entre el control y los riesgos laborales, donde un bajo nivel de control y autonomía significa un alto riesgo laboral y, por el contrario, un elevado nivel de control y autonomía implica una disminución del riesgo laboral.

---

[10]   Karasek R., Theorell T. (1990). *Healthy Work: Stress, Productivity, and the Reconstruction of Working Life.* New York: Basic Books.

[11]   Frankenhauser M., Johansson G. (1986). Stress at work: Psychobiological and psychosocial aspects. *Int. Rev. Appl. Psychol.* 35: 287-299.

es impuesto por la máquina. Los operarios se ven forzados a aumentar o disminuir el ritmo de producción según la programación de la máquina. Por otro lado, la constante marcha de la máquina les impide tomar los descansos necesarios, pues, como de continuo recalcaban, "las máquinas no paran… tú no puedes parar de producir". Tal es la presión por la marcha que incluso, si por falla o error una máquina se detiene, de inmediato comienzan los "silbidos", la sanción y presión social de los compañeros de la planta para que nuevamente se coloque en marcha la máquina. Ni siquiera en caso de accidentes menores los operadores se sentían con la potestad de detenerse o interrumpir el funcionamiento de la línea, "no puedes parar… se pesca un pedazo de scotch y se amarra… después cuando tenga tiempo veo la herida". La omnipotencia de la máquina al interior de la cultura organizacional es tal, que incluso la línea actúa seleccionando la fuerza laboral según el nivel de antigüedad. "La gente nueva la van tirando a máquinas que son más lentas, que son menos riesgosas". Tal como Finkelstein explica, no son las personas las que escogen a las máquinas sino al revés, las máquinas son las que escoge a las personas según la capacidad de adecuarse a la velocidad. Este estudio ilustra con claridad cómo la carencia de control y autonomía en el trabajo, donde los operarios se ven sometidos a una estricta mecanización, imposibilitados de controlar el ritmo y las pausas de ejecución, aumenta considerablemente la exposición tanto a accidentes como a enfermedades laborales.

También existe una importante correlación entre la dimensión de demanda –anteriormente explicada– y la dimensión de control y autonomía. Las personas con un alto nivel de demanda y un bajo nivel de control se encuentran bastante más expuestas en su salud laboral que aquellas personas con elevada demanda pero que cuentan con un elevado nivel de control y autonomía[12]. Esto sucede porque, aun cuando una persona tenga una elevada cantidad de demanda laboral, el disponer de la posibilidad de controlar en cierto grado aspectos relacionados con aquella demanda, como las pausas de descanso, los tiempos de entrega y el nivel acuciosidad, permite reducir considerablemente los niveles de tensión psíquica y por tanto los riesgos a enfermedades y accidentes. De esta manera, el nivel de control y autonomía es capaz de amortiguar los nocivos efectos que un elevado nivel de demanda produce en las personas. Esto explica en gran

---

[12]   Karasek R., Theorell T. (1990). *Healthy Work: Stress, Productivity, and the Reconstruction of Working Life.* New York: Basic Books.

medida el por qué los cargos gerenciales, que experimentan una alta demanda de trabajo, tienen menos riesgos de contraer enfermedades, sufrir accidentes y experimentar malestar laboral. La explicación radica en que gozan de un nivel de autonomía y decisión lo suficientemente elevado como para aminorar los dañinos efectos que una gran demanda laboral impone.

La dimensión de control y autonomía por lo general se distribuye de manera inequitativa en la población, concentrándose mayoritariamente en los empleos de mayor calificación. Son los empleos de profesionales –ingenieros, administradores, arquitectos, abogados, médicos– los que gozan de mayor autonomía y control, y los empleos de baja calificación –mineros, guardias, meseros, choferes– los que sufren por los niveles inadecuados[13]. La dimensión de control y autonomía está en gran parte determinada por la posición que un individuo ocupa en el proceso de producción en la sociedad. A mayor posición social en la cadena de producción, mayor es la dimensión de autonomía y control; a menor posición social en la cadena de producción, menor es la dimensión de control y autonomía. Por lo tanto, expandir la distribución de la dimensión de autonomía y control especialmente en aquellas personas que se encuentran en posiciones sociales inferiores o en empleos de baja calificación no solo es una intervención clave para mejorar los niveles de salud y seguridad laboral, sino una forma de justicia social.

Dimensión de retribución

La retribución es lo que una persona recibe a cambio del ejercicio de su trabajo. Además del factor económico –la remuneración–, la retribución se compone de factores psicológicos y sociales tales como la estima, el reconocimiento, el significado del trabajo y las posibilidades de desarrollo y aprendizaje. Por lo general, las personas evalúan la retribución laboral mediante la suma de todos sus factores, ya sea que lo hagan de forma consciente o inconsciente. Esto explica por qué muchas veces una persona puede aceptar un trabajo o un nuevo cargo que no ofrece una mayor remuneración, pero que a cambio sí ofrece mayor prestigio social o mejores oportunidades para desarrollar habilidades o profundizar conocimientos. En este caso, la decisión podría ser descrita como

---

[13]   Karasek R. (1991). The Political Implications of Psychosocial Work Redesign: A Model of the Psychosocial Class Structure. In J. Johnson & G. Johansson (Eds.), *The Psychosocial work environment: work organization, democratization, and health: essays in memory of Bertil Gardell.* New York: Baywood Publishing Company.

una acción económicamente irracional, pero si se comprende la retribución como la suma de los aspectos que la componen, la decisión es perfectamente lógica y racional. La persona está aceptando un cargo que, a pesar de ofrecer la misma remuneración, le entrega mayor estatus y le permite crecer y aprender. Por lo tanto, la persona ve aumentada su retribución laboral de forma considerable.

El nivel de retribución, es decir, la remuneración, la seguridad en el empleo, la estima, el sentido laboral y las posibilidades de crecimiento, tienen un importante impacto en la salud, seguridad y bienestar de las personas. Específicamente, el desequilibrio entre el esfuerzo y la retribución que una persona experimenta durante el ejercicio de su trabajo es lo que genera graves trastornos en la salud física, psíquica y emocional de las personas[14]. Un elevado nivel de esfuerzo junto a un bajo nivel de retribución eleva los niveles de tensión psíquica aumentando el riesgo de contraer enfermedades físicas y mentales y de sufrir accidentes laborales. Esto significa que la evaluación subjetiva que hace una persona sobre el nivel de esfuerzo y el nivel de retribución posee perniciosos efectos en salud y seguridad.

Por lo general, la calidad relativa y subjetiva en la relación esfuerzo/retribución tiende a minimizar y restar importancia a esta dimensión. Muchos son los que con sarcasmo señalan: "todos quisiéramos ganar más dinero" o "todos quisiéramos mayores posibilidades de crecimiento", generalizando y caricaturizando esta dimensión. Sin embargo aquella generalización esconde y borra las vertiginosas diferencias que existen en los niveles de esfuerzo/retribución. Si bien es cierto que prácticamente todos sienten que su retribución no se adecua al esfuerzo que realizan, esto no puede servir como argumento para obviar que el nivel de desequilibrio en la dimensión esfuerzo/retribución de algunos trabajadores es bastante más pronunciado que en otros, llegando incluso a niveles que avergüenzan. Por ejemplo, resulta difícil no sentir pudor ni culpa por el elevado desbalance de esfuerzo/retribución que los trabajadores de aseo y limpieza experimentan durante su jornada laboral. Es tan grosero el desequilibrio entre el esfuerzo y la retribución de este segmento, que incluso cuesta tolerar los relatos y las descripciones de los trabajadores (véase Ejemplo 3.3). Trabajos como el del Ejemplo 3.3 que se caracterizan por muy bajos niveles de influencia, desarrollo y aprendizaje aumentan la llamada resignación aprendida con el consiguiente riesgo a contraer depresión y a gatillar suicidios[15].

[14]   Siegrist J. (1996). Adverse Health effects of high-effort/low-reward conditions. *Journal of Occupational Health Psychology.* 1(1), 27-41.

[15]   Lennerlof L. (1991). Learned Helplessness at Work. In J. Johnson & G. Johansson (Eds.), *The Psychosocial work environment: work organization, democratization, and health: essays in memory of Bertil Gardell.* New York: Baywood Publishing Company.

En lugares de trabajo donde la dimensión de retribución es muy baja no es recomendable realizar ninguna intervención más que aumentar el nivel de retribución. Lo contrario es percibido por los trabajadores como un aumento en el esfuerzo, lo que incrementa la brecha entre el esfuerzo y la retribución, disminuyendo aún más el nivel de retribución. Realizar acciones de salud y seguridad que obvian esta dimensión deslegitima la intervención a ojos de los trabajadores, al no sentirse tomados en cuenta en la necesidad más urgente e incuestionable que poseen: la baja retribución laboral.

UN TRABAJO MAL PAGADO, MAL MIRADO Y SIN SENTIDO

No es sorprendente encontrar un bajo nivel de retribución en los trabajadores de aseo y limpieza. Sin embargo el grado de carencia en esta dimensión es de proporciones mayúsculas. Un estudio realizado por Finkelstein y su equipo en 2012 en el área servicios, donde el grupo de trabajadores de aseo y limpieza conformaba un subgrupo del estudio, evidenció un bajísimo nivel de retribución laboral. Los trabajadores de aseo no solo enfrentan bajas remuneraciones sino una muy baja estima y una ausencia absoluta de sentido laboral. Primero, la remuneración es tan baja que se ven obligados a realizar horas extra para incrementar el ingreso familiar. Como una de las trabajadoras de aseo expresa: "ya no existen los domingos, tenemos que trabajar si queremos aumentar el ingreso". Esta baja remuneración no solo causa tensión y estrés sino un aumento en la demanda de trabajo y descenso en los tiempos de descanso, situación que aumenta el riesgo de accidentes o lesiones a causa del desgaste físico. Segundo, los trabajadores se quejan amargamente por la baja estima que significa trabajar en aseo. Al respecto señalan: "parece que esta pega que hacemos nosotros es la más mala", "esta pega es muy mal mirada". Según Finkelstein, esta falta de estima la perciben por el poco respeto que los usuarios muestran por su trabajo, quienes no saludan, no miran a los ojos, no respetan las señales que indican que no se puede pasar a los baños y además de una serie de comportamientos tales como no tirar la cadena, botar el papel en el suelo y dejar los espejos de los lavatorios salpicados de agua. Finalmente, el estudio revela que los trabajadores de aseo están en el rubro de forma momentánea, mientras encuentran algo mejor, lo que refleja una completa ausencia de sentido laboral. Como uno de ellos expresa: "tengo que aguantarme no más dice mi señora... hasta que encuentre algo mejor". El trabajo aparece como algo instrumental, totalmente carente de sentido, que no permite el desarrollo de ninguna habilidad ni conocimiento. Es más, es percibido como un sufrimiento, una tortura, algo que se tiene que soportar para percibir un ingreso de subsistencia. En este estudio Finkelstein postula que la exigua e ínfima retribución que reciben los trabajadores de aseo tiene efectos directos e indirectos en la salud y seguridad laboral. La baja valoración y la carencia de sentido aumentan el riesgo de enfermedades mentales –depresión– e inhiben acciones de autocuidado en el trabajo. Es muy difícil realizar estrategias de autocuidado en un entorno laboral que constantemente ataca la autoestima. Por otro lado, Finkelstein señala que la baja remuneración estimula una extensión de la demanda laboral y disminuye los tiempos de descanso, aumentando el desgaste físico y, por ende, el riesgo de lesiones musculares o accidentes por fatiga. Claramente en este rubro no puede realizarse ninguna otra estrategia de prevención más que mejorar urgentemente el nivel de retribución de los trabajadores.

Dimensión de relaciones sociales

La dimensión de relaciones sociales se refiere a las interacciones sociales que una persona experimenta durante su jornada laboral, ya sea porque la ejecución de las tareas lo exige, o sencillamente porque la ocasión del trabajo lo permite en los tiempos de colación o descanso. Esta dimensión se mide de forma cuantitativa, como la exposición a cierta cantidad de interacciones, y de manera cualitativa, como la exposición a cierta calidad de interacciones. A nivel cuantitativo, existen ciertos trabajos que imponen un bajo o nulo nivel de interacciones, donde el trabajador experimenta absoluta soledad y aislamiento mientras realiza sus tareas, como los guardias nocturnos. Por otro lado, existen trabajos que imponen un elevado nivel de interacciones sociales, donde para desempeñar la labor se necesita, por ejemplo, de la cooperación y coordinación de varias personas, como el caso de las brigadas de incendios forestales. A nivel cualitativo, las relaciones sociales se pueden describir de forma positiva, como aquellas donde existe confianza, apoyo, compromiso, respeto y amistad, y de forma negativa, como las relaciones donde abundan la desconfianza, el abuso, la exclusión, el conflicto y la hipercompetitividad.

Tanto la cantidad como la calidad de las relaciones sociales tienen un importante impacto en la salud de la persona, ya sea a nivel físico como psíquico. Las relaciones sociales constituyen un importante factor protector en el individuo, ya que permiten al cuerpo defenderse efectivamente de agentes biológicos de riesgo. Diversos estudios han comprobado que la ausencia de relaciones sociales disminuye la resistencia del organismo para defenderse ante determinados agentes biológicos, aumentando la probabilidad de contraer una enfermedad[16]. Una persona en soledad tiene elevados riesgos de contraer una enfermedad física además de enfermedades mentales por el solo hecho de estar en privación de interacciones sociales. Sin embargo, la exposición a un gran número de relaciones sociales no se traduce necesariamente en mejores defensas para el individuo, especialmente si aquellas relaciones son de acoso, abuso, discriminación, menosprecio u hostilidad. Para que las relaciones cumplan un factor protector en la persona estas deben ser relaciones nutritivas, es decir, relaciones que apoyen a la persona y la alimenten intelectual y emocionalmente. Las relaciones sociales nutritivas cumplen un importante papel en la disminución del estrés laboral, actuando de manera protectora cuando una persona se encuentra en situaciones de alta exigencia laboral[17]. El solo hecho de tener un compañero de trabajo a quien contarle los problemas y frustraciones laborales reduce considerablemente los niveles de tensión, impidiendo que se desarrollen enfermedades mentales de origen laboral. Diversos estudios han demostrado que un apoyo social inadecuado se relaciona con diversas enfermedades, incluyendo enfermedades coronarias, de tipo mental, altos niveles de estrés, prolongados niveles de tensión y elevados índices de colesterol[18].

En cuanto a la seguridad ocupacional, las relaciones sociales cumplen un factor clave en aquellos trabajos donde el cumplimiento de la tarea depende de varias personas, tales como cuadrillas forestales y construcción. En este tipo de trabajos el apoyo social y la cooperación son factores que impiden la ocurrencia de accidentes del trabajo. El apoyo social permite que tareas complejas o demandantes físicamente sean distribuidas entre más personas, impidiendo lesiones por sobresfuerzo, categoría que explica el 16% de los accidentes[19]. Además permite la instrucción y aprendizaje en terreno, donde trabajadores con mayor experiencia guían y aconsejan a quienes están ingresando en la faena, disminuyendo ostensiblemente el riesgo de accidentes (véase Ejemplo 3.4). El apoyo social también actúa como un amortiguador, moderando el impacto que las demandas del trabajo generan en el individuo, así como proveyendo

<hr>

[16] Marmot M. (2004). *The Status Syndrome: How Social Standing Affects our Health and Longevity*. New York: Henry Holt and Company.

[17] Karasek R., Theorell T. (1990). *Healthy Work: Stress, Productivity, and the Reconstruction of Working Life*. New York: Basic Books.

[18] Johnson J. (1991). Collective Control: Strategies for Survival in the Workplace. In J. Johnson & G. Johansson (Eds.), *The Psychosocial work environment: work organization, democratization, and health: essays in memory of Bertil Gardell*. New York: Baywood Publishing Company.

[19] Asociación Chilena de Seguridad (2010). *Anuario Estadístico 2009*. Santiago: Gerencia de Prevención.

de un clima social que satisface la necesidad natural de compañía que poseen las personas[20].

Ejemplo 3.4

Relaciones sociales y seguridad

Diversos estudios basados en entrevistas individuales y grupales a trabajadores, supervisores y a gerentes, realizados por Finkelstein en el sector minero en los años 2010, 2011 y 2013, permiten reconocer que la dimensión de relaciones sociales juega un importante rol en este sector como factor protector ante accidentes y enfermedades. Estos estudios son consistentes en demostrar que las buenas relaciones sociales aumentan el apoyo social en la ejecución de tareas complejas, demandantes o de alto riesgo, disminuyendo las probabilidades de sobresfuerzo, contusión y cortes. La camaradería permite que el apoyo y la asistencia entre compañeros fluyan de forma natural y frecuente. También las relaciones de confianza generan un ambiente adecuado para compartir conocimientos y habilidades, disminuyendo acciones de riesgo por falta de experiencia. Quien no sabe, se siente con la absoluta confianza de preguntar y solicitar conocimiento a sus compañeros sin verse minimizado ni estigmatizado. Además la confianza disminuye el riesgo de enfermedades mentales, ya que permite a las personas compartir sus frustraciones y dificultades, descomprimiendo los niveles de tensión. Finalmente, las relaciones de amistad y compañerismo hacen del trabajo una experiencia grata y nutritiva, compensando el elevado esfuerzo y demanda física que la minería exige a sus trabajadores.

Por lo general, la dimensión de relaciones sociales constituye un factor cultural que muy pocas veces se toma en cuenta en el ámbito de la salud y la seguridad. Esto sucede porque la prevención tradicional tiene una mirada industrial que se enfoca en los aspectos mecánicos e ingenieriles de los procesos, propios de una economía de productos. Pero si se toma en consideración el vertiginoso aumento de la economía de servicios, donde los procesos de producción dejan de estar escondidos de los consumidores, y, por el contrario, se realizan en contacto con las personas mismas, es posible darse cuenta de la relevancia de esta dimensión en los tiempos actuales, pues las relaciones sociales no solo

---

[20] Johnson J. (1991). Collective Control: Strategies for Survival in the Workplace. In J. Johnson & G. Johansson (Eds.), *The Psychosocial work environment: work organization, democratization, and health: essays in memory of Bertil Gardell.* New York: Baywood Publishing Company.

tienen que ser evaluadas entre los compañeros, jefes o subordinados sino, también, en relación con los clientes, consumidores o pacientes. En este sentido, los bancos, colegios, universidades, clínicas y municipalidades presentan grandes desafíos en la administración de las relaciones sociales para mejorar la salud y la seguridad laboral.

Dimensión de liderazgo

La dimensión de liderazgo es netamente de índole cualitativa, que denota la manera en que un grupo de personas es administrado y dirigido en el cumplimiento de las metas de la organización. Por lo general el líder es responsable de gestionar, convocar, promover, motivar y evaluar a un grupo de personas en el ejercicio de su trabajo. Entre las muchas responsabilidades que tiene el líder frente a su equipo destacan:

1. entregar información suficiente y oportuna para realizar las tareas,
2. coordinar la ejecución de las tareas según las condiciones reales de la situación laboral,
3. comunicar de manera clara los objetivos a lograr y los resultados esperados,
4. reducir los conflictos de rol mediante la clarificación y ajuste de los mismos,
5. distribuir la demanda de trabajo según las capacidades y de manera equitativa,
6. apoyar y guiar a las personas en la ejecución de tareas que les resultan en extremo complejas,
7. retroalimentar a las personas clarificando los errores y reforzando los aciertos,
8. mediar diferencias y conflictos que puedan surgir entre compañeros de trabajo,
9. promover un ambiente social nutritivo de colaboración y compañerismo.

Como se puede apreciar, las responsabilidades del líder entrañan una gran amplitud de habilidades, que van desde aspectos técnicos y administrativos hasta sociales y emocionales. Esta es una de las razones por las cuales esta dimensión es por lo general muy deficiente en las organizaciones. La tarea de un líder es en extremo compleja. Además los líderes son generalmente colocados en la organización por cualquier otra razón –antigüedad, conocimientos técnicos, red social, favoritismo– menos por la capacidad real de administrar y dirigir personas. Existe una gran falencia en la dimensión de liderazgo en las empresas, carencia que, como veremos a continuación, tiene una importante incidencia en la salud y seguridad laboral.

Contar con líderes incompetentes es quizás una de las mayores causas de accidentes en aquellos trabajos donde las tareas deben ser coordinadas entre una gran cantidad de personas. Esto sucede porque el liderazgo es una dimensión crítica en la planificación y coordinación de diferentes equipos. Tanto la falta de información oportuna como la ausencia de recursos adecuados para realizar las tareas son causas comunes en la producción de lesiones y accidentes menores. La distribución de carga laboral excesiva y los plazos reducidos para alcanzar las metas también constituyen fallas de liderazgo que desembocan en sobresfuerzos y accidentes. Los líderes débiles fallan en filtrar la presión de trabajo, traspasando el apremio y la angustia a las personas y, por consiguiente, aumentando la exposición a riesgos laborales. También es común encontrar líderes que establecen una comunicación unidireccional solo impartiendo órdenes, sin preocuparse de saber si estas fueron bien comprendidas. Es importante recalcar que las personas desempeñan su trabajo según lo que comprenden, no según lo que se dice o escribe, por lo que una comunicación bidireccional, donde el líder pregunta a sus subordinados para saber si sus palabras fueron bien interpretadas resulta clave para evitar la ocurrencia de accidentes.

Sin embargo, el impacto de la dimensión de liderazgo en salud y seguridad va incluso más allá que los aspectos organizativos de la fuerza laboral. El estilo de liderazgo tiene también una fuerte incidencia en la salud de las personas, particularmente el estilo autoritario[21]. Liderazgos autoritarios, como el descrito en el Ejemplo 3.5, impactan severamente en el clima emocional, la salud mental y la participación de las personas. En este sentido, dado que el liderazgo se basa en una distribución desigual del poder, donde las personas deben alinearse y subordinarse a las decisiones y a la visión del líder, el abuso de poder por parte de este constituye un riesgo cultural de efectos demoledores en salud y seguridad.

> **EJEMPLO 3.5**
> **LIDERAZGO AUTORITARIO Y VIOLENTO**
> En el año 2010 Finkelstein y su equipo realizaron un diagnóstico cultural del riesgo en una importante empresa minera. Los hallazgos del estudio revelaron principalmente cómo el estilo de liderazgo autoritario teñía toda la organización con un clima impositivo y amenazante, inhibiendo acciones voluntarias y participativas[22]. En este caso, bajo el eufemismo "liderazgos fuertes" el cuerpo de gerentes legitimaba el empleo de liderazgos violentos,

---

[21]   Gardel B. (1981). Psychosocial aspects of industrial production methods. In *Society, Stress and Disease, vol.4: Working Life*, pp. 65-75. Oxford: Oxford University Press.

[22]   Finkelstein R., Salas F. (2010). Prevención de Riesgos desde el Observador: Un Paradigma Cultural. *Ciencia & Trabajo*, 39, 44-52.

la gestión de personas a través de la fuerza y la violencia. Era la "debilidad" en el mando lo que a vista de los gerentes impedía que las instrucciones se llevaran a cabo. Por su parte, los trabajadores se sentían maltratados y privados de valoración, al sentir que el trato que recibían no era justo. Independiente del cargo, función y salario, los trabajadores pensaban que eran merecedores de un trato como "personas". El clima de temor generaba en los trabajadores altos niveles de ansiedad, rabia y frustración. Por un lado experimentaban indignación al ser constantemente interpelados de manera violenta y denigrante, y por otro lado impotencia, al constatar que este clima amenazante impedía tratar las verdaderas necesidades que ellos percibían. La aplicación de "liderazgos fuertes" teñía además la gestión de prevención, la que se transformaba en una orden e imposición en vez de una invitación a participar en un proceso que favoreciera la salud y seguridad de los propios trabajadores. El cumplimiento de indicadores y las tasas de accidentalidad eran percibidos como órdenes estrictas a cumplir. La prevención como imposición impedía desarrollar programas de salud y seguridad en que se requería de la participación voluntaria de los trabajadores, como por ejemplo intervenciones de autocuidado. En este estudio, Finkelstein es claro en exponer que un liderazgo autoritario genera consecuencias adversas en la salud mental y física de las personas, ya que por un lado genera un clima de tensión de niveles inaceptables y, por otro, bloquea el desarrollo grupal en actividades de prevención que requieren de la participación voluntaria de las personas.

Dimensión de normas

Las normas constituyen una forma de control que tienen como finalidad regular la conducta del individuo en el trabajo. Las normas, procedimientos o reglas se conocen como control burocrático, forma indirecta de control donde las acciones del trabajador están prescritas detalladamente a través de las funciones que su rol les indica y por una serie de normas generales que la organización impone para la realización de sus tareas[23]. La descripción del cargo, los procedimientos para ejecutar las tareas, las prohibiciones o sanciones, las metas de venta o producción son típicas formas de control burocrático que prescriben la conducta de las personas en el trabajo. Al respecto, las organizaciones pre-

---

[23]   Edwards R. (1979). *Contested Terrain: the Transformation of the Workplace in the Twentieth Century.* New York: Basic Books.

sentan una amplia gradación en la intensidad de su control burocrático. Existen organizaciones donde todo está normado y escrito, donde nada se puede ejecutar sin el seguimiento y cumplimiento estricto de un procedimiento. Este tipo de organizaciones se conoce como organizaciones de orientación burocrática, donde el cumplimiento de un procedimiento constituye lo más relevante para la organización. En el otro extremo existen organizaciones que carecen de procedimientos o normas explicitas, donde la ejecución de las tareas y el comportamiento de las personas obedecen a sus conocimientos, habilidades o experiencia. En este caso la organización no está orientada a cumplir procedimientos, y, por tanto, el desarrollo, seguimiento y cumplimiento de las mismas no resultan algo relevante dentro de la cultura organizacional.

En prevención de riesgos el rol de las normativas en su incidencia en los accidentes y las enfermedades laborales ha sido históricamente un factor pobremente comprendido. La prevención tradicional ha reducido la relevancia de las normas al cumplimiento de estas. De forma repetitiva insiste en que los accidentes y las enfermedades ocurren porque las personas no cumplen las normativas y reglas impuestas por la organización. En este contexto, es común escuchar frases como "no utilizó los elementos de protección personal", "no respetó el procedimiento", "operó la máquina en movimiento", las que reflejan la evaluación de las normas solo a su cumplimiento. Sin embargo, la mayoría de los accidentes no se explica por el incumplimiento sino por fallas graves en el diseño e implementación de las normas y procedimientos. Normas paradójicas, conflictivas, ambiguas y mal implementadas explican en muchos casos la producción de accidentes. Por ejemplo, ¿qué culpa tienen los trabajadores de no cumplir con el uso de los elementos de protección personal cuando estos están dañados, son de baja calidad, impiden ejecutar la tarea correctamente, no son los adecuados para la labor que se ejecuta o bien no están disponibles? Antes de focalizar la mirada en el cumplimiento de la norma "utilizar elementos de protección", habría que analizar si la norma está bien implementada para ser cumplida. Esto implica que al menos la organización cuente con elementos de protección personal adecuados para cada tarea, en buen estado, de buena calidad, bajo renovación periódica, en cantidad suficiente, de fácil acceso y administrados de manera oportuna, situación elemental que pocas empresas cumplen. Además, las normas no solo deben estar bien diseñadas e implementadas sino que deben ser correctamente instruidas e incorporadas en las personas. Operar bajo el discurso rígido que las normas hay que cumplirlas para prevenir accidentes impide observar que en algunos casos es incluso necesario instruir y capacitar a los trabajadores para que violen las normas, especialmente cuando la seguridad está en juego. Tener un set de normas rígidas que inhiben la toma de decisión y autonomía de las personas puede ser trágico (véase Ejemplo 3.6).

Ejemplo 3.6

Fatalidades por obedecer ciegamente las reglas

En 1994 ocurrió en Estados Unidos el trágico incendio forestal de Storm King Mountain en Colorado, evento que cobró la vida de 14 brigadistas forestales. El U.S. Forest Service solicitó un estudio organizacional para explorar los posibles factores de la cultura que podrían haber incidido en la tragedia. Principalmente, los resultados apuntaron directamente al sistema de normas y a la práctica organizacional de obedecerlas de forma ciega[24]. En primer lugar, el informe recalcó la necesidad de simplificar y reducir el largo número de reglas que imposibilitaban a los brigadistas memorizarlas e integrarlas. También evidenció la necesidad de identificar y distinguir la relevancia de las reglas, ya que algunas aparecían como órdenes y otras como pautas a seguir, impidiendo la comprensión sobre cuáles priorizar. Además, apareció la necesidad de incorporar las normas mediante entrenamiento, ya que los brigadistas presentaban dificultad en aplicar las normas en terreno. La mera capacitación intelectual de las normas no era suficiente para la comprensión y aplicación de las mismas. Sin embargo el hallazgo central del estudio fue reconocer que los brigadistas requerían de un modelo participativo en vez de un modelo burocrático de obediencia estricta. Ellos necesitaban una cultura que promoviera pensar en vez de obedecer reglas rígidas. Al respecto, los resultados del estudio sugieren el desarrollo de una cultura participativa y decisional, donde los brigadistas estén entrenados para la toma de decisiones y sepan cuándo hacer excepciones y romper las reglas.

Sin embargo la relación entre las normas y la seguridad laboral es aun mucho más compleja. No solo es necesario disponer de un set de normas correctamente diseñadas, bien implementadas, incorporadas en las personas y con cierto grado de flexibilidad, sino que es indispensable estudiar los efectos que el grado de cumplimiento de una norma puede generar. A veces la obsesión por el cumplimiento de una norma en grado óptimo genera efectos adversos en salud y seguridad. Esto es muy común con las llamadas normas de calidad, normas diseñadas con el fin de conseguir un grado óptimo en cierto ámbito. Cuando la presión por el cumplimiento de una norma de calidad es excesiva, la norma

[24] Thackaberry J. A. (2004). Discursive opening and closing in organizational self study: Culture as the culprit for safety problems in wild land firefighting. *Management Communication Quarterly, 17*(3), 319-359.

comienza a distorsionar la realidad, ya que en vez de actuar como un indicador
o reflejo de lo que realmente ocurre se transforma en un agente productor de la
realidad. En salud y seguridad laboral la excesiva presión sobre las normas de
calidad en seguridad produce una disminución en el reporte de los accidentes
y enfermedades. Esto sucede porque la presión por el cumplimiento del estándar normativo tiene la inadvertida consecuencia de desincentivar o bloquear
el reporte de accidentes laborales, como bien se aprecia en el Ejemplo 3.7. En
este sentido, es muy importante velar por que las normas de calidad sean un
indicador que refleje la realidad en vez de un agente que construya una realidad cuyos efectos resultan adversos para las personas.

EJEMPLO 3.7

NORMAS DE CALIDAD QUE BLOQUEAN REPORTES

Un estudio en una planta de automóviles realizado el 2003 en EE.UU. evidencia el impacto paradójico que las normas OSHA (Occupational Safety and
Health Administration) generan en la salud y seguridad de las personas.
Según el estudio, el sistema de normas OSHA, en vez de medir o reflejar
lo que realmente ocurre en salud y seguridad, termina construyendo una
realidad mediante la restricción en el reporte de accidentes y el bloqueo en
el acceso de beneficios[25]. Particularmente, el estándar del sistema normativo OSHA era el que inducía a la práctica de sub reportar y sub registrar
accidentes y enfermedades del trabajo. Esto ocurría porque los líderes de
la planta desincentivaban a las personas en sus intenciones de reportar
los accidentes con el objetivo de mantener el estándar oficial OSHA. Los
accidentes y enfermedades eran minimizados por los líderes para evitar
el reporte. Además, el médico de la empresa, con el afán de cumplir con
las metas de la norma OSHA, derivaba a las personas a su médico personal
para evitar clasificar los accidentes como accidentes del trabajo y tener
que alterar negativamente las estadísticas. Esto, por su parte, impedía a
los trabajadores acceder a aquellos beneficios de salud que realmente les
correspondían. Por otro lado, la administración recurría a la estrategia
de contratar trabajadores temporales en los periodos de alta demanda, lo
que permitía controlar las cifras OSHA. De esta manera la normativa OSHA
se constituye en un mecanismo creador de la realidad, al desincentivar,
restringir o derechamente impedir el reporte de los accidentes y enfermedades que ocurren en el trabajo.

[25]   Zoller H. (2003). Health on the Line: Identity and Disciplinary Control in Employee Occupational Health and Safety Discourse. *Journal of Applied Communication Research, 13*(2), 118-139.

Dimensión de poder y autoridad

El poder y la autoridad son eminentemente un fenómeno relacional, es decir, tiene lugar entre dos o más personas. Básicamente se expresa como la capacidad de dominio e influencia que alguien tiene sobre otros. No es un fenómeno fijo sino altamente dinámico, que puede aumentar, disminuir, concentrarse o dispersarse. En las organizaciones el poder y autoridad se distribuyen entre los miembros con el objetivo de que estos realicen las tareas encomendadas. Por lo general, el poder fluye de manera asimétrica en las organizaciones, permitiendo a los miembros con mayor poder contar con mayores recursos organizacionales para desempeñar sus funciones. La organización asigna formalmente, mediante el cargo, el número de subordinados, las funciones, la remuneración y las condecoraciones, un cúmulo de poder a ciertas personas para que estas influencien a otras personas. Sin embargo el poder no solo fluye formalmente sino también informalmente, donde las personas, mediante sus conocimientos, habilidades, carisma personal y redes sociales, son capaces de aumentar su nivel de poder dentro de la organización. Por lo tanto, el poder de una persona en el trabajo es la suma de fuentes formales e informales de poder, las que en su conjunto le permiten tener un grado determinado de ascendencia sobre otros miembros.

Es necesario aclarar que el poder y autoridad no son algo negativo ni positivo en sí mismos. El hecho que una persona disponga de influencia sobre otros no es necesariamente algo perjudicial. Por lo general las personas aceptan de buen agrado ser influenciadas en el trabajo por un miembro con mayor experiencia, conocimiento o habilidades, ya que aquello representa una oportunidad de crecimiento y desarrollo profesional. Sin embargo las personas rechazan las relaciones que se tornan groseras, violentas, denigrantes, sexuales o de explotación. El poder se torna un fenómeno negativo cuando una persona extiende su dominio sobre otros de manera desproporcionada, injusta, abusiva o lesiva.

La dimensión de poder y autoridad, como la distribución de dominio e influencia que ciertos miembros de la organización tienen sobre otros, es de vital importancia para la salud y el bienestar laboral. Si bien el poder en sí no es negativo, lo que sí resulta perjudicial para la salud y el bienestar de las personas es la disparidad y/o concentración de poder en una organización, particularmente cuando no existen procesos o mecanismos formales para regular los excesos. En este sentido, las grandes diferencias y concentraciones de poder en una organización explican problemas como el acoso laboral y el acoso sexual[26]. En organizaciones donde los miembros presentan mucha disparidad

---

[26]   Fineman S. (2003). *Understanding Emotion at Work*. London: Sage.

de poder y autoridad, como en la relación médico/enfermera de las clínicas, o bien en organizaciones donde el poder está concentrado en unos pocos, como el Ejército, las relaciones tienden a tornarse en relaciones de abuso, dando nacimiento al acoso laboral o al acoso sexual. Esto explica en parte las más de 26.000 agresiones sexuales a miembros del ejército estadounidense que se produjeron en 2012[27]. Por esta razón, intervenir de forma organizacional es imprescindible, ya que es la estructura de poder de la organización la que desencadena el fenómeno y los valores culturales los que permiten, fomentan o silencian estos abusos. Al respecto, uno de los errores más comunes es personalizar el acoso laboral, es decir, explicarlo mediante la personalidad o el carácter de la persona. Individualizar el problema y tratar de extirparlo mediante la sanción o el despedido del acosador es desplazar la responsabilidad organizacional hacia el individuo. El abuso de poder no constituye algo personal ni individual sino un factor cultural, principalmente determinado por la estructura de poder y los valores de la organización. El acoso laboral fluye y se reproduce en culturas que son pasivas y tolerantes frente al abuso, ya sea porque este se acepta, se minimiza o se silencia, razón por la cual la intervención debe estar dirigida a la cultura organizacional (véase Ejemplo 3.8).

EJEMPLO 3.8

ACOSO LABORAL EN EL PODER JUDICIAL

El acoso laboral no solo existe en los expedientes del órgano que administra la justicia en Chile, el Poder Judicial, sino en los pasillos y juzgados mismos del Poder Judicial. Esta fue la razón por la cual, mientras Finkelstein prestaba servicio en una Mutual de Seguridad, se le encargó la tarea de implementar junto a su equipo un programa de acoso laboral en el Poder Judicial. La solicitud provino directamente de la Unidad de Prevención de Riesgos del Poder Judicial, a causa de la elevada cantidad de enfermedades mentales que algunos funcionarios habían reportado con motivo de situaciones de acoso laboral. Sabiendo Finkelstein que el problema estaba vinculado a la cultura organizacional, propuso una intervención que se focalizara en la organización misma, un programa que permitiera administrar las relaciones sociales defectuosas. El programa propuesto se dividía en tres etapas secuenciales. La primera etapa consistía en capacitar a los funcionarios mediante talleres participativos que incluían la exhibición de una película sobre el acoso. La película, que Finkelstein junto a su equipo

---

[27]   Pereda C. (2013). Cada Día se Producen 70 Agresiones Sexuales en el Ejército de EE.UU. *El País*. Recuperado de: http://elpais.com

habían desarrollado después de una extensa investigación, permitía exponer el fenómeno de manera profunda, bridando claridad sobre qué es el acoso laboral, cómo se manifiesta, los roles que los participantes asumen, las consecuencias, las causas y las formas de abordarlo. La segunda etapa consistía en elaborar, junto a la Unidad de Prevención de Riesgos del Poder Judicial, las pautas de relaciones y buena convivencia al interior de la organización, pautas que incluían por cierto aquellas conductas inaceptables que serían sujetas a sanción. Una vez definidas las pautas se establecería un plan de comunicación para difundir claramente el contenido de las pautas y los canales formales para reportar la violación de las mismas. La tercera etapa se concentraría en formar el comité que se haría cargo de los reportes y denuncias. Este comité habría de estar representado de forma paritaria por funcionarios de distinto rango y apoyado por la Unidad de Prevención, y debería actuar y decidir basado en el consenso o bien por simple mayoría. De esta manera, mediante una intervención organizacional que permitía enfrentar el problema y administrarlo de manera abierta y frontal, Finkelstein y su equipo dieron inicio, por primera vez en la Mutual de Seguridad donde trabajaba, a un programa tendiente a administrar el acoso laboral en una de las empresas afiliadas.

Dimensión de valores

Un valor es un concepto que provee referencia sobre aquello que es bueno, importante o útil. Como tal, un valor es capaz de alterar el comportamiento de las personas por cuanto entrega pautas sobre aquello que es deseable. Por lo general un valor nunca se encuentra aislado sino dentro de un conjunto de valores, lo que obliga a las personas a desenvolverse según un ranking de valores que generan respuestas diferentes.

La cultura organizacional se caracteriza por proveer un set de valores con el propósito de establecer un patrón de conducta estable entre sus miembros. Estos valores pueden encontrarse formalmente declarados en la misión, visión, lema o credo de una organización, como también de manera informal, sin declaración explícita alguna en la organización, como parte de la experiencia cotidiana de las personas. Al respecto, las personas tienden a incorporar los valores de una organización mediante la simple exposición al entorno laboral. Un ambiente laboral cortés, deferente y de buen trato hace que las personas entiendan que el respeto constituye un valor de la cultura organizacional, aunque dicho valor no se encuentre escrito en ningún documento de la organización.

Por lo general, los valores en una organización tienden a reforzar tanto la integración interna, es decir, la relación entre los miembros, como la función de adaptación externa, es decir, la supervivencia y crecimiento económico de la organización[28]. La honestidad, la cooperación y el respeto son típicos valores que se orientan a la integración interna de la organización. La productividad, la eficiencia, la calidad y el clientelismo son valores que se orientan a la adaptación externa de la empresa. El énfasis sobre valores de integración o de adaptación depende de la orientación general de una organización. Organizaciones orientadas al logro colocan mayor énfasis en aquellos valores relacionados con la adaptación externa que aquellas organizaciones orientadas al cumplimiento de procedimientos y normas, que, por el contrario, dan prioridad a valores de integración interna.

En salud y seguridad laboral los valores juegan un rol preponderante, por cuanto prescriben conductas y patrones de comportamiento estables en las personas que pueden generar directa o indirectamente un accidente o enfermedad laboral. Por ejemplo, en organizaciones donde la retórica de la satisfacción del cliente es lo central, como por ejemplo en los hoteles, es muy común que las recepcionistas y mucamas se vean expuestas a acoso sexual por parte de los clientes[29]. Esto sucede porque el valor del cliente prescribe conductas y actitudes que promueven y facilitan situaciones de abuso. La presión extrema de agradar a un huésped, de tener una actitud amable, cálida, amistosa y de tratar de complacerlo, da espacio por parte del huésped a miradas sugerentes, frases en doble sentido, coqueteos, solicitudes explícitas, acoso verbal y contacto físico indeseable. En este caso, es la desproporcionada intensidad y hegemonía del valor de agradar al cliente lo que hace a las recepcionistas y mucamas vulnerables a acoso sexual de tipo verbal y físico.

Hay que destacar que no es tanto la existencia o ausencia de un valor lo que puede generar accidentes o enfermedades sino la interacción de un valor dentro del conjunto de valores de la organización. Como los valores existen dentro de un sistema de valores, donde estos están ponderados en diferente grado, es el orden o ranking que los valores poseen dentro del sistema lo que gatilla respuestas determinadas. En el caso del hotel, el problema no es el valor del cliente sino la intensidad y hegemonía de este valor en la organización frente a otros valores. En este caso es necesario rescatar y reforzar, dentro de la organización, valores como el respeto y la dignidad que permitan a las recepcionistas y mucamas desplegar comportamientos necesarios para detener los

[28]   Schein E. (2010). *Organizational Culture and Leadership* (4th ed). San Francisco: Jossey-Bass.
[29]   Fineman S. (2003). *Understanding Emotion at Work*. London: Sage.

abusos sin verse sancionadas. Los valores organizacionales pueden ser modulados en su efecto a través de otros valores, especialmente mediante aquellos que se orientan a la integración interna de la organización. Por tanto, es necesario profundizar el análisis de los valores más allá de su ausencia o presencia. Hay que estudiarlos en su coexistencia, en relación de unos con otros, observando discrepancias, conflictos, hegemonías y ambigüedades.

En cuanto al grado de importancia que las organizaciones asignan a sus valores, es interesante notar que prácticamente todas sostienen que la seguridad es el valor fundamental o uno de los más importantes. Desafortunadamente, la mayoría de las veces solamente representa una aspiración o filosofía organizacional. El hecho que la seguridad se encuentre escrita en un documento, el credo, la visión o pegado en afiches y carteles por toda la empresa no significa que la seguridad sea el valor predominante. Solo cuando el comportamiento, la percepción y la actitud de las personas responden mayoritariamente a la seguridad, entonces recién es posible sostener que la seguridad es el valor fundamental. Sin embargo la mayoría de las veces las conductas y actitudes de las personas se explican por valores como la productividad, la eficiencia y el cumplimiento de procedimientos, donde el valor de la seguridad es desplazada y cae en un segundo o tercer plano.

Uno de los valores que más compite con la seguridad en las organizaciones es el de la productividad. En muchas empresas la productividad constituye el valor principal aunque no se encuentre formalmente declarado. Al respecto, la productividad se convierte en un problema cuando se hipertrofia y se establece como el valor dominante de una cultura organizacional. La excesiva y desproporcionada importancia que la productividad adquiere al interior de la cultura genera adversos efectos en la salud y seguridad de los trabajadores. La presión por productividad, consecuencia del deseo de la organización de ser más competitiva, aumenta la presión sobre los trabajadores, haciendo de su existencia laboral una condición precaria. El logro de productividad se alcanza a costa del trabajador, específicamente, a costa de su propia salud y seguridad. Es común observar en culturas productivistas cómo el logro de productividad funciona en desmedro de la salud de los trabajadores, donde, por ejemplo, se establece tácitamente una tolerancia en el incumplimiento de procedimientos y estándares seguros en pos de alcanzar las metas de producción. Los trabajadores entienden que está bien y es normal eludir la seguridad para garantizar la producción, evitando evaluaciones de seguridad y procedimientos que entorpecen y demoran los procesos productivos. Esto sucede porque la productividad opera en la mente de las personas como el valor dominante de la cultura organizacional, valor que orienta y legitima acciones tendientes a aumentar la producción aunque aquello pueda representar un riesgo para su propia salud. Entre otros efectos, la elevada presión por productividad estimula a los trabajadores a aumentar el ritmo laboral a expensas de la seguridad, evitar los procesos de evaluación de seguridad antes de comprometerse en el trabajo, reemplazar el trabajo calificado en tareas de alta criticidad y agotarse a sí mismos a través de horas extraordinarias. Si bien la presión por productividad está por lo general fuera del campo de observación como origen de accidentes laborales, en otros países no solo es reconocido sino que se han elaborado detallados informes apelando a esta dimensión cultural como la causa principal de un accidente (véase Ejemplo 3.9). Cuando la productividad se convierte en el valor hegemónico de la cultura organizacional, este se transforma rápidamente en el mayor riesgo de accidentes y enfermedades laborales. Por tanto, es indispensable modular el impacto de la presión por productividad mediante el valor de la seguridad, que permita a las personas desplegar acciones tales como cumplir procedimientos de seguridad, realizar evaluaciones, rechazar tareas de riesgo para las cuales no se está apto, disminuir la velocidad de ejecución y detener las máquinas cuando la integridad está en riesgo.

Ejemplo 3.9

ACCIDENTES POR ANTEPONER LA PRODUCTIVIDAD

En el año 2010, el mismo año que en Chile ocurrió el derrumbe de la mina San José dejando atrapados por 70 días a 33 mineros, tuvo lugar en Nueva Zelandia la tragedia de Pike River, donde fallecieron 29 mineros producto de una explosión subterránea. En ambos países se realizaron detallados informes sobre lo ocurrido pero con resultados por completo disímiles. La Comisión Asesora Presidencial para la Seguridad en el Trabajo, comisión formada con ocasión del derrumbe de San José para brindar un diagnóstico sobre la seguridad en Chile, concluyó de forma general que los accidentes ocurren por condiciones riesgosas y conductas riesgosas, donde se le adjudica mayor responsabilidad al trabajador en virtud de su autonomía individual[30]. Por su parte, la comisión conformada por el gobierno de Nueva Zelandia para investigar lo ocurrido, la Royal Commission of Inquiry, responsabiliza a sus ejecutivos por anteponer la producción y las utilidades a la seguridad, y al Ministerio del Trabajo por permitirlo[31]. A diferencia del informe Chileno, que no hace mención

[30] Comisión Asesora Presidencial para la Seguridad en el Trabajo (2010, Noviembre). *Informe Final*. Recuperado de: http://www.comisionseguridadeneltrabajo.cl

[31] Royal Commission on the Pike River Coal Mine Tragedy (2012) Royal Commission Report, Volume Two. New Zealand. Recuperado el 27 de Marzo de 2013 de: http://pikeriver.royalcommission.govt.nz/Final-Report

alguna a la cultura organizacional ni a los efectos que la productividad y el interés por aumentar los excedentes genera en la salud y la seguridad laboral, el informe neozelandés apunta directamente a la desproporcionada presión por productividad y la generación de utilidades como la causa de la tragedia. El inicio de las operaciones sin un sistema de ventilación adecuado ni una completa evaluación de riesgo, la contratación de personas inexpertas, la estimulación mediante bonos de producción para alcanzar las metas fueron algunos factores que llevaron a la Royal Commission of Inquiry a concluir que la cultura de la organización era una cultura que se caracterizaba por anteponer la producción a la seguridad[32]. El informe concluye que las presiones productivas y financieras de la empresa jugaron un papel decisivo en la tragedia, particularmente porque se antepusieron a una adecuada administración del riesgo y de la seguridad laboral.

Dimensión de creencias

Una creencia es una idea que se considera como verdadera y se instala de forma sólida y consistente en la mente de las personas. Las creencias vienen acompañadas de un fuerte sentimiento de certeza, una gran potencia emocional que muchas veces las hacen inamovibles. Por lo general, las personas tienden a ajustar los fenómenos de la realidad a las creencias que poseen, más que a derivar ideas a partir de la observación o experiencia de un fenómeno de la realidad. Esto explica por qué es tan difícil extirpar una creencia de una persona. Resulta más sencillo para las personas ajustar la realidad a sus creencias que aceptar ciertos hechos de la realidad y desechar aquellas creencias. Aparte de la fortaleza, la relevancia de una creencia proviene de su capacidad para influir en la percepción que se tiene sobre uno mismo, los demás, las situaciones que nos rodean y, especialmente, en su capacidad de influir sobre las conductas.

Las culturas organizacionales son ambientes extremadamente fértiles en la creación, reproducción y legitimación de creencias. Creencias mágicas, míticas, irracionales, técnicas, políticas, económicas y seudocientíficas son increíblemente profusas en las organizaciones. Estas creencias permiten a las personas hacer sentido de la realidad laboral y superar la ansiedad e incertidumbre que los eventos del trabajo generan. Creencias de por qué las ventas aumentan o descienden, creencias sobre las preferencias de los clientes, creencias de cómo ser más eficientes, creencias sobre los competidores del mercado y, por supues-

---

[32]   *Ibídem.*

to, creencias de por qué ocurren los accidentes y de cómo prevenirlos habitan prácticamente en todas las organizaciones.

En el ámbito de la seguridad laboral es bastante común encontrar creencias mágicas en relación con el origen de los accidentes, como "la mala suerte" o "el destino". También existen otras de carácter mítico que aluden a acciones de una entidad superior, como "el espíritu de la mina" o el famoso "castigo divino" que apela directamente a una sanción de Dios por una conducta deficiente o moralmente reprochable. Existen además las creencias irracionales, puntos de vista sobre el mundo que son absolutos, dogmáticos y lógicamente inconsistentes, como por ejemplo que los accidentes no se pueden evitar y van a continuar ocurriendo porque de hecho siempre ocurren. Aunque parezca asombroso, el propio Gobierno de Chile sostiene aquella creencia en el informe de la Comisión Asesora Presidencial para la Seguridad en el Trabajo. En la sección Reflexiones Sobre el Origen de los Accidentes de dicho informe, en su primera conclusión establece de forma absoluta: "En primer lugar, los accidentes van a ocurrir"[33]. Sin embargo el tipo de creencias no termina aquí. Existen las creencias de origen seudocientífico en prevención de riesgos, premisas que se presentan como científicas pero que no se desprenden de métodos científicamente válidos, son poco rigurosas y carecen de suficiente evidencia. Estas creencias se caracterizan por ser muy generales, vagas y sobredimensionadas. En prevención de riesgos una de las creencias seudocientíficas más perjudiciales es la que señala que los accidentes ocurren por acciones inseguras ejecutadas por los trabajadores (véase Ejemplo 3.10). Esta es una de las creencias más nocivas, por cuanto se encuentra en la disciplina misma, en el discurso académico de la prevención de riesgos, reproduciéndose y perpetuándose a través de los estudiantes y los profesionales.

Ahora, el problema de las creencias no es su existencia misma sino los efectos que estas generan en salud y seguridad laboral. Particularmente, porque las creencias son poderosas ideas que moldean la percepción y orientan las decisiones y el comportamiento de las personas en el trabajo. En este sentido, es habitual observar que ciertas creencias inhiben, entorpecen y bloquean la investigación e implementación de estrategias preventivas. No es necesario explicar lo difícil que resulta desarrollar programas de prevención en empresas donde habita la creencia irracional en el cuerpo gerencial de que los accidentes no se pueden evitar y que constituyen una externalidad negativa –efecto indirecto de producción cuyo costo una empresa no asume

---

[33]   Comisión Asesora Presidencial para la Seguridad en el Trabajo (2010, Noviembre). *Informe Final*. Recuperado de: http://www.comisionseguridadeneltrabajo.cl

y traspasa a la sociedad. O bien, lo complejo que es implementar estrategias de prevención cuando los trabajadores asignan a las creencias mágicas el origen de los accidentes.

No obstante, las creencias no solo influyen sobre la investigación e implementación de programas de prevención sino que muchas de ellas son la génesis misma de los accidentes y enfermedades, ya que estas alteran significativamente la percepción del riesgo. Por ejemplo, es común que ciertas creencias maximicen o minimicen la percepción de riesgo que existe en el trabajo, impidiendo que las personas presten atención suficiente a ciertos ambientes de riesgo. Por ejemplo, en trabajadores de tendido eléctrico, la fuerte creencia que los accidentes ocurren solo en altura impide que los trabajadores eviten accidentes que ocurren en el terreno. Esto sucede porque la creencia que el peligro se encuentra solo en la altura minimiza la percepción de riesgo en el terreno, aumentando las lesiones por caídas del mismo nivel. En este caso, la estrategia es modificar la creencia para aumentar la percepción de riesgos sobre las acciones que ocurren en el suelo.

¿Cómo administrar las creencias? Esta no es una pregunta sencilla, ya que todo depende del contexto cultural. Lo importante es detectar las creencias y analizar su impacto en el comportamiento de las personas para luego ajustar o desarrollar estrategias adecuadas. Muchas intervenciones en prevención fracasan por no tomar en cuenta las creencias existentes en una organización. Sin embargo, hay que agregar que no siempre la estrategia correcta es atacar o tratar de desarraigar una creencia, pues muchas veces lo adecuado es adaptar la intervención a las creencias existentes. Un ejemplo extraordinario de adaptación fue la creativa acción que un experto en prevención realizó cuando los trabajadores de una constructora se negaron al recambio de cascos de seguridad (Comunicación personal con experto Carlos Segura, 2009). La explicación de los trabajadores fue que cambiarse de casco traía mala suerte, acompañada del argumento que un trabajador había fallecido en la faena después de cambiar su casco antiguo por uno nuevo. Ante tal situación, el experto, en vez de reprender a los trabajadores por sus creencias mágicas y obligarlos a cambiarse de casco, llevó a un sacerdote a la faena para que santificara con agua bendita cada uno de los cascos, lo que de inmediato eliminó el temor de los trabajadores, quienes aceptaron de buen grado a realizar el recambio. En este caso, el experto en prevención realizó de forma intuitiva una sencilla y efectiva intervención cultural, donde amortiguó una creencia mágica negativa –mala suerte– con una creencia mítica positiva –Dios. Esta intervención tuvo un elevado éxito gracias a que los trabajadores eran católicos, otorgándole al sacerdote la potestad como mediador entre Dios y la tierra.

En la actualidad, la acción insegura sigue siendo la categoría preferida para explicar la ocurrencia de los accidentes del trabajo. Al respecto, Finkelstein sostiene que la acción insegura no es más que una creencia seudocientífica. Históricamente, la acción insegura nace de la publicación en 1931 del famoso libro de H.W. Heinrich, *Industrial Accident Prevention: A Scientific Approach*. A partir de la revisión de una gran cantidad de reportes de accidentes, Heinrich concluye que el 88% de los accidentes se deben a causas inseguras ejecutadas por los trabajadores[34]. Sin embargo el resultado del estudio que Heinrich cita presenta severas falencias en cuanto a la calidad de la muestra, la forma de análisis y la evidencia de sus conclusiones, que lo hace un estudio poco válido y de baja confiabilidad científica. Antes que nada, es interesante notar que Heinrich no realizó ningún estudio, sino meramente cita en su libro los resultados de un estudio sin referencia a quien lo realizó, cuándo se realizó, la metodología ocupada, el método, las formas de recolección de información, la operacionalización, ni ninguna información técnica que permita dilucidar la calidad del estudio citado. Ahora, si se analiza lo poco que Heinrich menciona sobre este estudio podemos apreciar grandes deficiencias. Primero, la muestra del estudio está constituida por informes presentados a las compañías de seguro –12.000– y reportes internos realizados por los supervisores –63.000–, documentos que por lo general no incluyen información confiable sobre las causas de los accidentes. Los documentos presentados a las compañías de seguro no tienen como propósito establecer la causa de un accidente sino meramente reportar un accidente para efectos de establecer la prima a pagar por la empresa. Los reportes internos realizados por supervisores por lo general estan sesgados, carentes de imparcialidad en la determinación de las causas. ¿Qué porcentaje de supervisores es capaz de responsabilizar en sus informes internos a la empresa por procesos mal diseñados, dotación insuficiente, máquinas en mal estado, normas contradictorias o exceso de presión productiva? La muestra escogida intencionalmente, aun cuando cuantitativamente es sin duda alguna significativa –75.000 unidades–, cualitativamente es de poca validez para establecer imparcialmente las causas de los accidentes. Segundo, la forma de análisis se basó en una clasificación singular y excluyente, donde la causa de los accidentes se

---

[34]   Heinrich H.W. (1950). *Industrial Accident Prevention: A Scientific Approach* (3rd ed.). New York: McGraw-Hill.

clasificó como acción insegura o como condición insegura, forzando el resultado final a una de las dos alternativas. En consecuencia el estudio daría obligadamente como resultado una de las dos causas: acción insegura o condición insegura. Toda otra posible causa fue eximida del estudio por la decisión inicial de asignar solo dos probables causas. Finalmente, al estar amparado en una mirada positivista que establece que la realidad se puede obtener mediante hechos externos observables y cuantificables independientes del observador, el estudio que Heinrich cita falla en incorporar causas organizacionales que escapan a la observación externa, tales como el repertorio de roles, funciones, objetivos, normas y valores que estimulan, organizan y controlan la conducta del trabajador. El estudio no proporciona la suficiente evidencia como para probar que los accidentes ocurren por acciones inseguras, especialmente porque los ambientes laborales son sistemas complejos donde la conducta de las personas se explica por una multiplicidad de factores[35]. Al respecto, Finkelstein sugiere que la acción insegura no es más que una vulgar creencia seudocientífica que se ha instalado de forma profunda en el discurso de la prevención tradicional como una verdad incuestionable, desorientando el estudio de los accidentes y enfermedades del trabajo. Al sentenciar al trabajador como la causa de un accidente, la acción insegura levanta un muro de contención que impide la investigación de cualquier otra causa que no se encuentre en la manifestación visible de la conducta individual. De manera enfática Finkelstein postula que la creencia "acción insegura" desorienta, inhabilita y bloquea toda investigación de los procesos laborales mediante la individualización de la culpa y la eximición de la responsabilidad que le cabe a la organización y a su cultura.

Dimensión de justicia y equidad

Por lo general se tiende a clasificar como envidia la sensación de molestia que alguien manifiesta al enterarse que un colega obtiene una mayor remuneración por desempeñar el mismo cargo y funciones similares. Sin embargo, aquella es una clasificación equívoca y engañosa, que oculta y niega el derecho legítimo a trabajar en un ambiente de equidad y justicia. Clasificar a alguien como envidioso es desplazar hacia la persona la responsabilidad que a la empresa le compete

---

[35]   Finkelstein R., Salas F. (2010). Acción Insegura: ¿Mito o realidad? *Prevención de Riesgos*, 29(87), 22-25.

en asignar los recursos con justicia y proporcionalidad. Es colocar la culpa en la persona en vez de situarla en la organización laboral defectuosa y parcial. No es que la persona sea envidiosa, es que la distribución de recursos organizacionales es altamente arbitraria y desproporcional, lo que naturalmente genera irritación.

La dimensión de justicia y equidad tiene que ver con las diferencias que existen en las organizaciones en relación con la asignación de tareas, responsabilidades, oportunidades de desarrollo, beneficios, puestos de trabajo y, por supuesto, la remuneración. Si bien es natural y aceptado que existan diferencias importantes en la asignación de recursos materiales y simbólicos entre personas con diferentes niveles de estudio, experiencia y habilidades, estos resultan intolerables cuando son asignados por género, raza, lazos familiares, amistad, favoritismos, belleza o cualquier forma que denote una decisión arbitraria. Las personas se irritan con justa razón cuando perciben que las oportunidades, los cargos, los beneficios y los recursos en general son distribuidos de forma injusta. Además, se resienten cuando el nivel de las diferencias es demasiado elevado, cuando a pesar que un beneficio es asignado por una causa justa y meritoria, la magnitud es percibida como desproporcionada. Es aceptable que un compañero de equipo gane un 10% o un 15% más por ostentar un desempeño sobresaliente, pero que gane la mitad, el doble o el triple es una situación que las personas no toleran. La magnitud de la diferencia es importante. Lamentablemente la justicia y la equidad en las organizaciones es un factor que rara vez se toma en cuenta, factor que se tiende a obviar y minimizar, evadiendo el hecho que las personas son merecedoras de un trato justo y equitativo en el trabajo.

El nivel de injusticia y la magnitud de inequidad en las organizaciones juegan un importante rol en la salud, seguridad y bienestar de las personas. En ambientes donde en su mayoría las decisiones son arbitrarias y la magnitud de la inequidad elevada, las personas ven aumentada su vulnerabilidad a sufrir accidentes y desarrollar enfermedades laborales. Más que un clima organizacional negativo, donde priman el descontento, la desmotivación, la apatía y el desinterés, el elevado nivel de injusticia e inequidad puede generar enfermedades mentales, violencia laboral y gatillar accidentes en el trabajo. La distribución injusta e inequitativa de tareas desafiantes, posibilidades de aprendizaje, oportunidades de promoción interna, acceso a equipos y nuevas tecnologías, y ocasiones para presentar los logros generan efectos negativos en quienes se ven postergados. Esto ocurre porque la salud física y mental tiene una estrecha relación con la posición relativa que una persona ostenta[36]. Las personas tiendan

---

[36]   Marmot M. (2004). *The Status Syndrome: How Social Standing Affects our Health and Longevity*. New York: Henry Holt and Company.

a compararse unos con otros y en función de aquello determinar el valor de sí mismo. Por esta razón, es natural que la salud tienda a verse comprometida cuando los proyectos, tareas, recursos, oportunidades y la remuneración de una persona son relativamente muy inferiores a los de los demás. La experiencia de la inequidad tiene efectos profundos en el organismo y en su funcionamiento, particularmente porque impone elevados grados de estrés y aumenta la vulnerabilidad a adquirir enfermedades mentales –depresión–, enfermedades físicas –problemas coronarios–, y muertes violentas –suicidio[37]. Por otro lado, la inequidad e injusticia aumentan los riesgos a accidentes laborales por cuanto incrementa los niveles de tensión de la persona y disminuye su capacidad de atención sobre las tareas a ejecutar. Tal como se aprecia en el Ejemplo 3.11, es indispensable resolver las inequidades e injusticias en el trabajo, especialmente cuando estas constituyen prácticas habituales que forman parte de la cultura organizacional.

EJEMPLO 3.11

"PASA POR CAERLE BIEN AL JEFE"

Un diagnóstico cultural del riesgo realizado en 2013 en una empresa minera, especializada en movimientos de tierra, excavaciones y transporte de mineral, permitió a Finkelstein confirmar que la dimensión de justicia y equidad es una dimensión clave a intervenir en la mejora de la salud y la seguridad laboral. Los hallazgos fueron claros, los operadores sienten una gran irritación y frustración por la distribución injusta e inequitativa de los recursos organizacionales. Al respecto, los operadores de la empresa percibían una elevada inequidad en la asignación salarial entre sus mismos compañeros. Esta percepción de inequidad generaba poderosos sentimientos negativos, cuya tensión generaba problemas de concentración y atención sobre las tareas. Además, la inequidad económica alteraba la valoración personal, ya que la remuneración no solo es un recurso material sino un recurso simbólico que modifica el ranking que se ocupa en la posición social. Básicamente, los operadores se quejaban por la desigualdad en la retribución salarial entre compañeros que ostentaban el mismo cargo y realizaban las mismas funciones. Como ellos mismos decían: "somos todos choferes y ninguno gana lo mismo", "aunque operemos todos el mismo equipo, ninguno tiene el mismo sueldo", "¿cuándo me van a subir el sueldo si yo hago lo mismo que los otros?". Por otro lado,

---

[37]   *Ibídem.*

los operadores expresaban una gran frustración por la distribución injusta de oportunidades de promoción en la empresa. Percibían que la relación de amistad y los favoritismos jugaban un papel esencial al momento de acceder a instrucción y asignación de nueva maquinaria. Según sus propias palabras, las posibilidades de desarrollo no dependían de pautas claras y definidas sino de la relación que se tenía con el jefe: "pasa más por caerle bien al jefe", "si uno es más amigo tiene más posibilidades", "es el criterio del jefe", "en el caso mío, yo soy patito feo". Finkelstein remarca que si bien la experiencia de injusticia e inequidad es de naturaleza subjetiva, esta no debe ser minimizada, por cuanto sus dañinos efectos son tan reales como una roca. La indignación, la frustración y el resentimiento que generan la injusticia y la inequidad permanente se acumulan en el organismo mermando el bienestar laboral y aumentando la exposición a enfermedades del trabajo.

Dimensión de identidad

Esta dimensión es una de las más complejas de comprender, por cuanto su designación conceptual –identidad– es de poco conocimiento y dominio público. No obstante, se encuentra activa permanentemente en el discurso cotidiano y las personas son constantemente interpeladas por diversas identidades –chileno, ciudadano, consumidor, profesional, trabajador, etc. La identidad es en concreto una categoría mental que una persona adquiere y que le permite asociarse a un determinado grupo, filosofía, rol, geografía o idea. La identidad provee al yo de un asiento estable y vigoroso, actuando como un soporte mental y emocional que ordena las actuaciones cotidianas de una persona en la sociedad. Es vital comprender la identidad social mediante la cual una persona se sostiene psicológicamente, dado que esta permite explicar muchas de sus actitudes y conductas cotidianas. Ahora, si bien las personas presentan por lo general una marcada tendencia a identificarse con una identidad social en particular, lo común es que ostenten una gran variedad de identidades –incluso algunas contradictorias– que se manifiesten en situaciones y contextos particulares. Por esta razón no es extraño observar que, por ejemplo, una mujer en el contexto familiar adopte una identidad de madre, siendo protectora, comprensiva, cariñosa y afectiva, pero en el trabajo adopte una identidad de jefatura de logros, marcada por la exigencia, la frialdad, el control, el empuje y a veces el abuso de poder. El lugar de trabajo, así como todos los contextos y ambientes fuertemente estructurados y diferenciados, permiten a las personas adoptar y ampliar significativamente su set de identidades.

En cuanto al ambiente laboral, es posible observar que este es un importante caldero de identidades sociales, es decir, una fábrica de identidades mediante las cuales las personas pueden definirse e identificarse. Esto sucede porque el trabajo no solo proporciona recursos económicos para la subsistencia de las personas sino también recursos mentales mediante los cuales las personas construyen y definen su identidad social[38]. Las personas construyen, re-construyen, exploran, ejercitan, usan y a veces abusan de las identidades que el trabajo les ofrece. Ahora, el entorno laboral, al ser una fuente importante en la construcción social de la persona, es al mismo tiempo una fuente importante de salud psicológica[39]. La identidad social en el trabajo está estrechamente ligada a la salud mental de las personas. Esto explica el porqué los más nimios cambios ascendentes o descendentes en el organigrama generan respuestas tan intensas en el estado emocional y mental de ellas. No es lo mismo ser promocionado a gerente, subgerente o a jefe de sección, aun cuando el salario, los beneficios, el número de personas a cargo o bien las responsabilidades sean exactamente iguales en todos los cargos. La descripción de cargo juega un importante rol porque compromete la identidad social y la salud psicológica de una persona tanto en el lugar de trabajo como fuera de este. Desplazarse por los pasillos de una organización siendo gerente en vez de jefe de sección es algo por completo diferente a nivel social. Por esta razón, muchas personas prefieren retirarse de una empresa que trabajar en ella en una identidad social inferior a la que anteriormente ocupaban, aun cuando la renta y los beneficios se mantengan inalterados. La identidad laboral es un factor importante en la salud mental de las personas que puede gatillar directamente enfermedades mentales, como la depresión y la neurosis, cuando las personas ven disminuida drásticamente su identidad social en el trabajo.

Las identidades en el trabajo y la relación con la salud y seguridad laboral es compleja e intrincada. Su relación no depende solo de las descripciones de cargo formal que realiza una organización. Muchos de los problemas más complejos se explican por una gran cantidad de identidades informales que pululan dentro de la cultura organizacional. Una de las identidades de riesgo más comunes de observar en trabajos donde la fuerza física es un factor preponderante es la identidad masculina, basada en reciedumbre, fortaleza y potencia. Esta identidad tiende a minimizar la percepción del riesgo y por ende a contribuir en la generación de accidentes del trabajo. Sin embargo la minimización del riesgo

---

[38]   Gardel B. (1987). *Work Organization and Human Nature*. The Swedish Work Environment Fund, Stockholm.
[39]   *Ibídem.*

no solo es función de una identidad masculina estereotipada sino que puede ser el efecto de una identidad laboral relacionada con la actividad misma. Por ejemplo, un estudio etnográfico realizado en un departamento de cuerpo de bomberos en EE.UU., demostró que la minimización de los riesgos estaba mediada por una identidad informal en torno a la identidad profesional de ser bombero[40]. En este caso, la identidad de bombero, basada en fortaleza, emoción, adrenalina, riesgo y la violación de las reglas convencionales –manejar a gran velocidad sin respetar los semáforos– actuaba con un potente minimizador de los riegos laborales, aumentando, por ende, las posibilidades de accidentes del trabajo. La minimización del riesgo no era producto de algo secundario a la actividad sino, por el contrario, era función de la identidad misma de la actividad, ser bombero, lo que hacía muy difícil su administración. Ahora las identidades no solo tienen un impacto sobre la percepción del riesgo, también lo tienen sobre los más diversos factores y procesos organizacionales, tales como el uso de elementos de protección personal, el seguimiento de procedimientos seguros, realizar trabajos para los cuales no se está capacitado y el reporte de accidentes laborales (véase Ejemplo 3.12). La identidad social en el trabajo, como categoría mental que provee un asiento estable y poderoso al concepto de sí mismo, y por tanto como fuerte orientador de actitudes, emociones y conductas en el trabajo, constituye una dimensión de gran relevancia en la administración de la salud y la seguridad en el trabajo, lo que merece ser analizado.

EJEMPLO 3.12

NO REPORTAR PARA NO SER ROTULADO COMO UN MAL TRABAJADOR

Un estudio de caso en una planta manufacturera de automóviles en EE.UU. evidenció la relación entre las identidades sociales y el sub reporte de accidentes y enfermedades laborales[41]. Las identidades sociales estructuradas en torno a un mal y un buen trabajador incentivaban la viciosa práctica de no reportar las lesiones y las enfermedades generadas en el trabajo. Por una parte, la identidad de ser un mal trabajador, identificado por ser flojo, estar en mala condición física y presentar quejas, bloqueaba el deseo de realizar reportes. Existía un arraigado prejuicio en la organización que los trabajadores que reportaban accidentes lo hacían porque eran flojos y quejumbrosos. Además, los accidentes y las enfermedades estaban fuer-

---

[40]   Scott C., Trethewey A. (2008). Organizational Discourse and the Appraisal of Occupational Hazards: Interpretive Repertoires, Heedful Interrelating, and Identity at Work. *Journal of Applied Communication Research, 36*(3), 298-317.

[41]   Zoller H. (2003). Health on the Line: Identity and Disciplinary Control in Employee Occupational Health and Safety Discourse. *Journal of Applied Communication Research, 13*(2), 118-139.

temente asociados a estar fuera de forma, en una mala condición física. En consecuencia, como los trabajadores eran reticentes a ser rotulados y encasillados como malos trabajadores, es decir, personas quejumbrosas, flojas y en mala condición física evitaban de forma voluntaria reportar los accidentes. Por otro lado, la identidad de ser un buen trabajador, basada en la capacidad de adaptarse a las demandas, ser fuerte, mantener una actitud positiva y ser agradecido, reforzaba la práctica de no reportar. Los trabajadores eran alentados a identificarse con la identidad de un buen trabajador, es decir, a ser fuertes y resistir la velocidad de producción y por ende minimizar las dolencias físicas producto de un ritmo de trabajo elevado. Además, la capacidad de adaptación atribuida a la identidad de un buen trabajador hacía que los trabajadores ignoraran los problemas de salud generados por los periodos de alta demanda. Finalmente, el ser un trabajador agradecido de las buenas políticas de recursos humanos y de los beneficios de los cuales gozaban impedía el reporte de accidentes y enfermedades, situación que era considerada como una falta de agradecimiento hacia la compañía. En síntesis, los resultados de este estudio evidencian la relevancia de las identidades sociales, donde el deseo natural de los trabajadores por ser un buen trabajador –fuerte, adaptado y agradecido– y evitar ser un mal trabajador –flojo, quejumbroso y en mala condición física– incentiva el sub reporte de accidentes y enfermedades del trabajo.

Epílogo

En este capítulo se presentaron y describieron once dimensiones culturales del riesgo. Las dimensiones culturales del riesgo se refieren al conjunto de prácticas, roles, creencias, valores y normas que conforman la cultura de una organización, que al estar desajustadas de las necesidades de las personas afectan la salud y seguridad de las mismas. Estas dimensiones incluyen tanto elementos físicos como elementos subjetivos, que hacen que las personas perciban y orienten sus acciones en el trabajo con el riesgo de sufrir un accidente o padecer una enfermedad laboral. Se caracterizan por ser extremadamente locales, contextuales y particulares. Dado que se manifiestan de forma singular en una organización, es muy difícil encontrar en dos organizaciones la misma manifestación de una dimensión cultural del riesgo. Por esta razón resulta imposible describir de forma precisa la manifestación de todas las dimensiones culturales de riesgo posibles de encontrar en las organizaciones. No obstante, la descripción de estas once dimensiones culturales del riesgos dota de lentes conceptuales para detectar e identificar dimensiones culturales del riesgo en una organización. El hecho de contar con un marco de referencia conceptual facilita enormemente el trabajo de reconocer estos riesgos de tipo cultural. Ahora, como bien se dijo, estas dimensiones no son exhaustivas ni concluyentes. Las descripciones deben tomarse como una manifestación relativa y culturalmente específica, como un punto de referencia para comprender cómo la cultura organizacional impacta la salud y la seguridad de las personas en el trabajo.

CAPÍTULO 4

PARADIGMAS

Aproximación desde la subjetividad

Administrar riesgos culturales en una organización es una tarea por completo diferente a la de administrar riesgos físicos, químicos y biológicos. Pretender aproximarse a ellos mediante los métodos y prácticas que la prevención tradicional ofrece resulta absolutamente inútil e infructuoso. Esto se explica principalmente porque los postulados, presunciones y premisas fundamentales de la prevención tradicional son incompatibles con una visión cultural del riesgo. La prevención tradicional se basa en un paradigma que centra su atención sobre los riesgos susceptibles a los sentidos físicos y a una manera objetiva de observar y analizar los fenómenos. Este paradigma establece que la realidad solo se puede obtener mediante datos suministrados por la experiencia sensorial sin la interferencia de los estados subjetivos de las personas. Si bien funciona muy bien en la administración de los riesgos físicos, químicos y biológicos, resulta por el contrario inadecuado para la administración de los riesgos laborales de origen cultural. La observación rigurosa, la descripción directa y el análisis objetivo de los fenómenos laborales propios de la prevención tradicional, son métodos inútiles para identificar una demanda de trabajo elevada, un nivel de autonomía insuficiente, un liderazgo defectuoso, un sistema de valores contradictorios o bien un ambiente de relaciones sociales tóxicas. La única manera de detectar, identificar y medir una dimensión cultural, cualquiera que esta sea, es mediante la incorporación de la subjetividad, esto es, la percepción subjetiva de los propios miembros de una organización. Es necesario adentrarse en la manera que los trabajadores atribuyen significado a los eventos laborales, a la forma subjetiva en que los miembros de una organización perciben el ambiente social del trabajo. Es el reporte sobre la vivencia y experiencia laboral de los miembros de una organización lo que permite detectar e identificar las dimensiones culturales en una organización.

Como se puede observar, la administración de las dimensiones culturales del riesgo impone un desafío en cuanto a su aproximación, ya que no es posible hacerlo mediante el paradigma de la prevención tradicional, modelo que solo permite acceder cuantitativamente a un conjunto de riesgos susceptibles a los sentidos físicos, tales como gases, solventes, polvo, ruido, líquidos, sílice, cal-

91

deras, marmitas, pisos resbaladizos, etc. Es necesario contar con un paradigma que reconozca que la realidad está compuesta por aspectos subjetivos, un paradigma que permita acceder a la cultura organizacional y que oriente en la interpretación de las narraciones que emanan de los miembros de una organización.

Una administración de las dimensiones culturales del riesgo exige, para su correcta aplicación, no solo un cuerpo de conocimiento teórico y práctico diferente al de la prevención tradicional sino un paradigma diferente para aproximarse y entender la realidad laboral. En este sentido, las presunciones sobre qué es la realidad y cómo acceder a ella no son algo irrelevante sino, por el contrario, constituyen un elemento central al momento de pretender detectar e identificar riesgos de origen cultural. Por lo tanto, resulta absolutamente necesario adentrarse en una reflexión intelectual sobre los paradigmas y su aplicación en prevención para lograr comprender de forma clara cómo implementar una visión cultural del riesgo.

¿Qué es un paradigma?

Un paradigma es un modelo de pensamiento que hace presunciones sobre qué es la realidad y la forma en que se puede acceder a ella. Establece principalmente criterios de índole ontólogico, cuál es la naturaleza de la realidad, y epistemológico, cómo la realidad puede ser conocida[1]. Un paradigma responde a qué observar, cómo conducir la observación y cómo interpretar los datos. Quizás la manera más sencilla de entenderlo, es como un marco, que nos permite interpretar y comprender la realidad en que vivimos.

Un paradigma permite durante determinado periodo la solución de determinados problemas a una comunidad científica[2]. Al respecto, casi todas las profesiones, disciplinas y prácticas se fundan sobre un paradigma particular para brindar soluciones relacionadas con su quehacer. De igual manera, en prevención de riesgos también es posible observar la existencia de un paradigma que permite a su comunidad –expertos en prevención de riesgos– desempeñar su actividad. El hecho que nadie hable ni discuta abiertamente sobre la existencia de un paradigma en prevención no significa que este no exista. Solo significa que la fuerza de la tradición y la costumbre han hecho olvidar a sus miembros

---

[1]   Guba E. y Lincoln Y. (1994). Competing Paradigms in Qualitative Research. In N. K. Denzin & Y. S. Lincoln (Eds.), Handbook of Qualitative Research, Sage: 105-117.

[2]   Kuhn T. (1971). La Estructura de las Revoluciones Científicas. Buenos Aires: Fondo de Cultura Económica.

la existencia de un patrón de pensamiento estable que permite a sus profesionales conducir la actividad de manera coherente.

La importancia de comprender el paradigma mediante el cual se sustenta una disciplina o actividad es que permite conocer los límites de la actividad misma. Al definir *a priori* qué es la realidad y prescribir cómo debe ser observada, medida e interpretada, un paradigma acota y demarca el desarrollo y ejecución de una actividad. Asimismo, conocer el paradigma que sostiene a la prevención de riesgos permite detectar aquellos aspectos que quedan fuera del marco de observación e intervención de la práctica de la prevención, pues ninguna disciplina puede observar, detectar, medir e intervenir aspectos de la realidad que el paradigma que la sostiene no incluye.

Prevención tradicional: una disciplina positivista

La prevención de riesgos tradicional se sustenta sobre un paradigma conocido como positivismo. Este paradigma permitió a la prevención desde sus inicios contar con un cúmulo de presunciones básicas para administrar los riesgos físicos, químicos y biológicos. Ante todo, este paradigma suministró a la prevención las premisas y conceptos necesarios para administrar con éxito los riesgos laborales en una economía industrial, donde la mayoría de los peligros se generaban por sistemas productivos anclados en energía mecánica y química. De esta manera, la prevención tradicional organizó desde sus inicios su quehacer con base en los criterios del positivismo, criterios que continúan hoy en día delineando de manera rigurosa la manera en que esta disciplina se conduce.

El positivismo se caracteriza por una serie de criterios bastante precisos y delimitados. Básicamente, establece que la verdad o el conocimiento se obtienen mediante datos suministrados por la experiencia sensorial y el análisis metódico de estos datos observables[3]. Se aproxima a explicar la realidad por medio de leyes generales, esto es, las relaciones constantes que existen entre los fenómenos observados[4]. Además, circunscribe su objetivo en observar para prever, averiguar las correlaciones existentes según la invariabilidad de las leyes generales para predecir, controlar e intervenir[5]. Como se puede apreciar, el positivismo es un paradigma que comprende la realidad y se acerca a

---

[3]   Comte A. (1999). *Discurso Sobre el Espíritu Positivo: Discurso Preliminar del Tratado Filosófico de Astronomía Popular*. Madrid: Editorial Biblioteca Nueva.

[4]   *Ibídem.*

[5]   *Ibídem.*

ella basándose en datos entregados por hechos objetivos y observables, para luego analizarlos mediante descripciones y correlaciones rigurosas con base en leyes generales.

Principalmente el positivismo establece que:

- La realidad está compuesta por hechos objetivos[6].
- La comprensión de los hechos depende de la observación y descripción rigurosa[7].
- La verdad es universal y generalizable[8].
- Los datos de la realidad puede reducirse a números[9].

1. *La realidad como hechos objetivos*

El positivismo establece que la realidad está compuesta por hechos objetivos, un conjunto de rasgos independientes del observador. Supone que la realidad puede ser observada, medida y explicada de manera objetiva sin la interferencia de las peculiaridades de las personas o de quien conduce la observación. Se focaliza prioritariamente sobre los aspectos físicos del mundo, aquellos que pueden ser percibidos por los sentidos –oído, vista, gusto, tacto, olfato– y/o la extensión de los mismos a través de tecnología.

La prevención de riesgos ha hecho de la objetividad uno de sus cimientos. Desde sus inicios se ha esforzado por detectar, medir y evaluar la porción objetiva de la realidad, gestionando la salud y la seguridad laboral a través del control de los riesgos físicos u objetivos, aquellos que no dependen del observador.

Desde esta mirada positivista los accidentes son definidos como eventos que resultan del contacto con una fuente de energía superior al límite el cuerpo humano, cuya consecuencia puede producir una lesión o una enfermedad[10].

Los programas de higiene industrial –medición de exposición a agentes contaminantes, detección de ruido industrial, control de vibraciones, evaluación de calidad del aire–, los de seguridad industrial –diagnósticos de infraestructura, equipos y procesos, programas de prevención de incendios, planes de emergencia y evacuación–, y los clásicos programas de uso de elementos de protección personal, constituyen los conocidos esfuerzos desplegados para hacer frente a los riesgos objetivos en las empresas. Estos programas se sitúan

---

6   Glesne C. (2011). *Becoming Qualitative Researchers: An Introduction*. Boston: Pearson.
7   *Ibídem.*
8   *Ibídem.*
9   *Ibídem.*
10   Bird F., Loftus R. (1976). *Loss Control Management*. Georgia: Institute Press.

en la porción material de la realidad, aquella susceptible a ser percibida por los sentidos físicos del hombre o su extensión mediante equipos tecnológicos –laboratorio industrial o de ruido–, administrando los riesgos que se sitúan en lo que algunos llaman la porción externa de la realidad[11].

En sintonía con el positivismo, que define la realidad como un conjunto de hechos objetivos, la prevención de riesgos ha hecho de los riesgos objetivos su foco de intervención, desarrollándose en la medición y el control de los riesgos físicos, químicos y biológicos. De esta manera, el paradigma positivista ha circunscrito desde sus inicios a la prevención a un conjunto de riesgos ajenos a la interferencia o participación de la subjetividad de las personas. En otras palabras, el positivismo ha pauteado a la prevención en cuanto al objeto de su observación y estudio: los riesgos objetivos.

2. *Comprensión como observación y descripción de un hecho*

El paradigma positivista supone que la realidad puede ser comprendida mediante la observación directa del fenómeno ya que supone que los hechos se explican a partir de la observación y descripción del mismo hecho[12]. Esto significa que la descripción simple y directa de un hecho es suficiente para comprender el evento y generar conclusiones. Por tanto, solo es necesaria una manera adecuada y rigurosa de observar y describir un evento para poder comprender la realidad.

Esta forma de comprender la realidad, que hace énfasis en la descripción física de un evento para comprender la naturaleza del evento mismo, ha conducido a la prevención a clasificar y explicar los accidentes laborales mediante categorías básicas. Por ejemplo, la prevención tradicional clasifica los accidentes como caídas del mismo nivel, golpeado por o contra objeto, atrapamiento en máquina, contacto con objetos cortantes, atropellamiento o choque y, en fin, una serie de descripciones simples del evento o accidente mismo[13]. Además, cataloga los agentes del accidente como materiales que se proyectan, herramientas, humos, gases o vapores, superficies, máquinas y equipos, y en general agentes que se pueden observar y medir físicamente[14].

Estas categorías basadas en descripciones simples son muy útiles para generar estadísticas y realizar comparaciones, pero tremendamente inútiles para

---

[11]   Wilber K. (1997). *The Eye of Spirit*. Boston: Shambhala.

[12]   Reynoso C. (1998). *El Surgimiento de la Antropología Posmoderna*. Barcelona: Gedisa.

[13]   Asociación Chilena de Seguridad (2010). *Anuario Estadístico 2009*. Santiago: Gerencia de Prevención.

[14]   *Ibídem*.

comprender y prevenir un accidente o enfermedad laboral, ya que su superficialidad y abstracción impiden observar y comprender la complejidad que un accidente reviste. Por otro lado, estas categorías, que inicialmente se crean para simplificar la forma de entender y clasificar los accidentes y enfermedades, gradualmente se transforman en la forma en que los accidentes y enfermedades son percibidos, restringiendo la administración de los riesgos a una serie de factores elementales. Por ejemplo, basta con solo observar que un trabajador no utilizó su casco al momento de un desplome de material para catalogar el accidente como golpeado por o contra un objeto, clasificar el agente como materiales que se proyectan y explicar el origen del accidente como una acción insegura por parte del trabajador al no hacer uso de su equipo de protección personal. O bien, basta con observar que al momento de una caída la superficie presentaba un desnivel importante como para clasificar el accidente como caída del mismo nivel, catalogar el agente como superficie al mismo nivel, y explicar el accidente como una condición insegura. Estas explicaciones superficiales se sostienen gracias a un conjunto de categorías descriptivas simples que ordenan, clasifican y hacen sentido de un evento rotulado como accidente.

La descripción simple y directa de un evento como forma de comprender la realidad ha llevado a la prevención de riesgos a construir categorías y explicaciones basadas en descripciones simples para administrar los riesgos en las organizaciones. Estas categorías y explicaciones elementales sobre los accidentes han restringido a la prevención a una prescripción de acciones preventivas obvias y básicas. En el ejemplo del desplome de material basta con señalar que los trabajadores ocupen sus equipos de protección personal para evitar nuevamente el accidente. En el ejemplo de la superficie desnivelada habría que solicitar a la administración de la empresa la nivelación de la superficie o bien la señalización de la misma. En concreto, una forma simple de observar, ordenar, clasificar y comprender la realidad, no puede sino conducir a una manera simple de intervenir sobre ella. En este sentido, mediante descripciones simples y directas, el positivismo pautea a la prevención de riesgos en su tarea de observar, clasificar, comprender e intervenir los riesgos laborales para reducir los accidentes y las enfermedades del trabajo.

3. *La verdad como algo universal*

El positivismo entiende la verdad como algo absoluto y universal, algo que afecta a todos por igual sin importar sus particularidades. Supone que la realidad está afecta a leyes invariables y generales que afectan el comportamiento de las personas y que por tanto rigen los sistemas sociales. En consecuencia, el positivismo explica los fenómenos mediante leyes generales produciendo, por tanto, generalizaciones, conocimientos universales que pueden ser aplicados a eventos similares.

Esta característica del positivismo se refleja en el cariz absoluto y generalista que poseen las prácticas y métodos de la prevención tradicional. Muy influenciado por la Administración del Control de Pérdidas[15], la prevención de riesgos ha circunscrito sus prácticas a una serie de principios y verdades universales que han hecho de la administración de accidentes una práctica de tipo indirecto, economicista y de control individual. Esta visión monolítica es aplicada indistintamente en todas las empresas sin importar sus características particulares, pues, como la realidad es universal y generalizable, entonces las prácticas preventivas también lo son y pueden por lo tanto ser aplicadas por igual en todas las organizaciones.

Basada en la proporción de accidentes 1-10-30-600, que estipula que por un accidente grave existen 10 accidentes menores, 30 daños a la propiedad y 600 incidentes[16], la prevención tradicional ha hecho propia la idea que la manera correcta de reducir los accidentes es a través de la reducción de los daños a la propiedad. Esta concepción economicista e indirecta postula que los accidentes pueden ser controlados mediante el control de pérdidas de una organización. Bajo esta doctrina, la administración de los accidentes toma un papel secundario e indirecto, quedando supeditada al control de las perdidas, daños y desgaste de materiales, ya que supone que la disminución de los daños a la propiedad traen como consecuencia lógica la reducción de los accidentes.

Por otro lado, basada en una serie de verdades y principios de tipo económico, como que el interés primordial de las empresas en reducir los accidentes es ahorrar dinero, la prevención coloca énfasis en transformar la administración de accidentes en una práctica cuyos efectos puedan medirse en términos económicos como los costos de operaciones, los retardos en procesos productivos, el desgaste de los equipos y la calidad de producción. Mediante un discurso de corte economicista, la prevención se presenta y promueve como un sistema que permite el crecimiento del negocio y la generación de utilidades mediante el control de los riesgos laborales.

Pero, quizás, uno de los aspectos más dogmáticos de la prevención tradicional es la noción que los accidentes pueden evitarse mediante el control en la ejecución de las tareas de los trabajadores. Mediante la construcción de estándares, la medición del cumplimiento de aquellos estándares, la evaluación cuantitativa de los estándares, y la corrección de la ejecución de tareas según

---

[15]   Bird F., Loftus R. (1976). *Loss Control Management*. Georgia: Institute Press.
[16]   *Ibídem*.

los estándares, la prevención tradicional se afana en controlar al trabajador para evitar los accidentes y las enfermedades laborales. Bajo el concepto "ejecución o práctica subestándar", la prevención apunta a supervisar y controlar todas las áreas relacionadas con el desempeño del trabajador, focalizando su quehacer a nivel personal, en el individuo mismo, a quien pretende inocular con las prácticas adecuadas para evitar los accidentes.

Esta mirada economicista, indirecta y de control individual constituye el núcleo teórico de la prevención tradicional. Como verdad absoluta, la prevención desarrolla su quehacer sobre estos principios y los difunde como "la forma" de evitar los accidentes y las enfermedades en todas las organizaciones, sin importar su actividad, emplazamiento, tamaño, procesos y organización laboral. En línea con la visión absolutista del positivismo, la prevención tradicional se afana en asesorar a las empresas con base en un discurso doctrinario.

4. *La realidad como números*

La forma cuantitativa de hacer sentido de la realidad es una de las características más distintivas del paradigma positivista. Desde una mirada cuantitativa, la realidad queda reducida a números, a una suma de casos individuales y a la abstracción de regularidades. Se considera ciertos y verdaderos aquellos eventos o rasgos de la realidad que se repiten una y otra vez, es decir, aquellos que poseen cierta regularidad. Se elaboran métodos para transformar en cifras los fenómenos y así poder llevarlos a una escala numérica y sacar conclusiones. La mirada cuantitativa por lo general conduce a generalizaciones sobre los fenómenos, ya que al colocar énfasis en aquellos rasgos que se repiten solo es capaz de reconocer las características corrientes y ordinarias de la realidad. Esta mirada impide integrar rasgos particulares o excepcionales, aquellos aspectos de la realidad que no se repiten ni pueden ser generalizados.

Reducir los accidentes y las enfermedades a cifras y estadísticas para administrar los riesgos es quizás uno de los aspectos más característicos de la prevención tradicional. El cúmulo de cifras y estadísticas, tales como los días perdidos, los accidentes de trayecto, la tasa de accidentalidad, la tasa de riesgo y la tasa de fatalidad, permiten verificar la alta orientación cuantitativa en la gestión de riesgos del trabajo. Los anuarios estadísticos que desarrollan las Mutuales de Seguridad anualmente son fiel reflejo de esta mirada cuantitativa, donde mediante una batería de cifras se ilustran los resultados anuales en prevención de riesgos. Se presentan las tasas de accidentalidad y las tasas de riesgo a nivel nacional, y luego se desglosan según tamaño de empresa, actividad económica, ubicación geográfica y género. También se presentan estadísticas sobre los accidentes fatales, de trayecto, las enfermedades laborales, los tipos de accidentes y se realizan diversos cruces. La gestión de prevención es exitosamente representada en cifras, porcentajes y estadísticas, brindando un panorama cuantitativo sobre la realidad.

Esta mirada numérica de la prevención, entendida como la cuantificación de regularidades de un accidente o una enfermedad laboral, genera una visión generalista de la salud y la seguridad en el trabajo, ya que conduce a mirar y administrar un reducido número de factores simples y ordinarios. La copiosa cantidad de cifras oculta el hecho que en realidad son muy pocos los factores que se están observando y midiendo, pues, en efecto, los factores observados son solo aquellos susceptibles de repetirse una y otra vez. El conocimiento que no se repite ni puede ser generalizado queda por lo tanto fuera del campo de observación e intervención. De esta manera, la prevención queda supeditada a una administración de regularidades, donde debe hacer frente a un reducido número de tipo de accidentes y tipos de agentes. No es de extrañar, por tanto, que esta mirada cuantitativa produzca aproximadamente alrededor de tan solo 13 tipos de accidentes, 12 tipos de agentes de accidentes y 19 tipos de agentes de enfermedades[17]. Estos tipos corresponden a rasgos similares y generales a todos los accidentes y enfermedades que ocurren en las organizaciones, lo que explica la exigua cantidad de tipos por cada categoría. Es evidente que si la prevención no redujera la realidad a números y rasgos generales, sería capaz de ofrecer una mayor amplitud en los tipos de accidentes y agentes, ya que es indudable que, por ejemplo, el tipo de accidente *contacto con objetos cortantes*, es bastante diferente cuando ocurre en el área servicios que cuando ocurre en la minería, la pesca o el sector forestal.

Esta orientación a rasgos repetitivos propios de una mirada cuantitativa reduce la clasificación de un accidente o enfermedad a la menor cantidad de factores posibles, generando grandes agrupaciones y eliminando distinciones muchas veces fundamentales para comprender y reducir los riesgos. Esto genera a su vez explicaciones nomotéticas, es decir, explicaciones basadas en la menor cantidad de factores posibles para explicar los eventos, tales como la "acción insegura" y la "condición insegura". De esta manera el positivismo restringe severamente a la prevención de riesgos a un pequeño grupo de factores generales susceptibles de ser transformados en cifras para poder administrar los riesgos de accidentes y enfermedades en el trabajo.

[17]   Asociación Chilena de Seguridad (2010). *Anuario Estadístico 2009*. Santiago: Gerencia de Prevención.

Principales rasgos de la prevención tradicional

La prevención de riesgos tradicional, como práctica que se sustenta en el paradigma positivista, es una disciplina que se caracteriza por los siguientes rasgos:

- Se orienta a riesgos objetivos.
- Se basa en descripciones y prescripciones simples.
- Se aproxima mediante una visión absolutista.
- Se limita a intervenir factores generales y repetitivos.

Estos rasgos constituyen el núcleo o la esencia de la prevención y al mismo tiempo su límite infranqueable. Es decir, estos rasgos son la línea divisoria de aquello que la prevención es y aquello que no es. Por esta razón no se le puede pedir a la prevención tradicional que administre riesgos subjetivos, que desarrolle intervenciones complejas, que implemente acciones que retarden los procesos productivos, o bien que despliegue estrategias a nivel organizacional más allá del individuo. Todas estas intervenciones le exigirían a la prevención ir más allá de los criterios del paradigma que las sostiene, anulando el conjunto de supuestos sobre los cuales fue fundada. En otras palabras, estos rasgos constituyen la línea fronteriza que el paradigma positivista impone a la prevención de riesgos tradicional, un "rayado de cancha" dentro del cual la prevención tradicional puede moverse pero jamás traspasar.

Esto en sí mismo no es negativo, ya que todo paradigma impone un campo de acción y por ende ciertas limitaciones. No obstante, lo que sí resulta perjudicial es desconocer cuales son las presunciones y criterios sobre los que se sostiene una práctica determinada. El desconocimiento de los criterios esenciales de una práctica impide por lo general el desarrollo y expansión de la misma. Esto sucede porque la ignorancia impide a los miembros reconocer los límites paradigmáticos de su actividad, negando en consecuencia la existencia de estos e impidiendo la expansión más allá de los mismos. Porque, ¿cómo un grupo de profesionales va a promover ampliar su disciplina más allá de ciertos límites que no percibe? En este sentido, ignorar que se ignora es una de las razones del estancamiento actual en prevención de riesgos.

Visión cultural del riesgo: una mirada interpretativa

A diferencia de la prevención de riesgos tradicional que se basa sobre el positivismo, una visión cultural se sustenta sobre un paradigma diferente, el paradigma interpretativo. Este establece que para acceder a la verdad o al conocimiento es indispensable hacerlo a través de la mente, ya que la realidad no se explica por sí misma sino que es siempre interpretada mediante conceptos mentales. Este paradigma es de tipo cognitivo, supone que la realidad es dependiente de las ideas. Esencialmente establece que la realidad es una construcción social, un conjunto de significados que habita en la mente de las personas que dan orden y sentido a los objetos, eventos y experiencias[18].

Una visión cultural del riesgo se basa en los criterios de realidad del paradigma interpretativo para observar, interpretar e intervenir en salud y seguridad laboral.

Básicamente este paradigma establece que:

- La realidad está socialmente construida[19].
- La comprensión de los hechos depende de las interpretaciones[20].
- La verdad es relativa y local[21].
- La realidad no puede reducirse a números[22].

1. *La realidad como construcción social*

Este paradigma establece que la realidad está compuesta por aspectos subjetivos, un conjunto de rasgos dependientes del observador. Explica que la realidad es dependiente de las ideas y conceptos mentales de quien observa. Supone que es el conjunto de representaciones o modelos mentales que poseen las personas, lo que le da significado a la realidad, dado que el observador ordena, clasifica y hace sentido de los eventos desde su marco de ideas. Este paradigma coloca su atención en la realidad intersubjetiva, aquellos modelos mentales compartidos entre las personas mediante los cuales interpretan la realidad e intervienen sobre ella (véase Ejemplo 2.1).

En sintonía con el énfasis sobre lo intersubjetivo que plantea el paradigma interpretativo, una visión cultural del riesgo se orienta hacia el mundo mental como dominio para administrar los accidentes y las enfermedades laborales. Principalmente coloca su mirada en la realidad intersubjetiva, aquello dependiente del observador y su marco cultural, donde las personas guían su conducta

---

[18] Berger P., Luckmann T. (1986). *La Construcción Social de la Realidad.* Buenos Aires: Amorrortu Editores.

[19] Le Compte M., Schensul J. (1999). *Designing and Conducting Ethnographic Research.* Boulder: Altamira Press.

[20] *Ibídem.*

[21] *Ibídem.*

[22] *Ibídem.*

según un cúmulo de modelos mentales que provienen de la cultura organizacional donde se encuentran inmersos. Mediante la recolección y análisis de los modelos mentales que las personas comparten en relación con el trabajo, los riesgos y los accidentes laborales se desarrollan estrategias e intervenciones para aumentar la salud y la seguridad en la organización.

Desde esta mirada los accidentes no se definen como el resultado del contacto con una fuente de energía superior al límite del cuerpo humano sino como un síntoma organizacional, que revela un conjunto de dimensiones culturales desajustadas de las necesidades de salud y seguridad de las personas.

Para acceder a estas dimensiones culturales desajustadas de las necesidades de las personas, una visión cultural emplea diversas técnicas de recolección de información, tales como las entrevistas en profundidad y las entrevistas grupales. Estas técnicas cualitativas permiten recolectar los modelos mentales ya sea en forma de creencias, opiniones, valores e identidades, bajo los cuales los individuos perciben e interpretan la realidad laboral. Los modelos mentales son ordenados, clasificados y analizados principalmente a la luz del marco teórico (véase Marco Teórico en Capítulo 5), para luego proponer estrategias organizacionales para la disminución de los accidentes y enfermedades del trabajo.

EJEMPLO 2.1

LO OBJETIVO Y LO SUBJETIVO: DOS REALIDADES

La realidad subjetiva o dependiente del observador ha sido por lo general mal comprendida, ya que erróneamente se le ha relacionado como algo carente de verdad. En la jerga habitual se distingue lo objetivo como lo cierto, lo indiscutible, lo verdadero, y por otra parte lo subjetivo como lo incierto, lo dudoso, lo cuestionable. Sin embargo esto es un error, ya que ambos apelan a dominios diferentes de la realidad social. La realidad objetiva está constituida por aquellos rasgos del mundo independientes del observador –una piedra, una mesa, un auto–, aquellos que no cambian según lo que el observador piensa o siente. De forma opuesta, la realidad subjetiva existe solo en relación al observador, estando constituida por aquellos rasgos relativos al pensamiento y los estados mentales de los individuos –lo agradable, lo bello, lo complicado[23]. Finkelstein plantea que en prevención de riesgos la realidad subjetiva está siempre presente pero que nunca se le presta atención. Tan presente está que se encuentra en el propio nombre de la disciplina: "riesgos". Al respecto, "el riesgo" constituye una realidad subjetiva, un elemento que depende del observa-

---

[23]   Searle J. (1997). *La Construcción de la Realidad Social*. Barcelona: Paidós.

dor. El riesgo no existe como objeto corpóreo físico sino que habita en la mente de las personas. El riesgo es un constructo mental sobre lo que el individuo percibe que representa un peligro para sí. Finkelstein sostiene que es una elevada percepción de riesgo la que desencadena acciones de precaución o cuidado en el individuo, y de forma opuesta, una baja percepción de riesgo la que explica la ausencia de estas medidas. En consecuencia, resulta bastante más efectivo el desarrollo de estrategias sobre la realidad subjetiva para modificar conductas de riesgo que la aplicación de programas de comportamientos que no consideran la realidad subjetiva. Por ejemplo, Finkelstein sugiere que aumentar la percepción del riesgo es una efectiva estrategia si se desea que los trabajadores implementen conductas específicas ante aquellos riesgos nuevos de los cuales no existe experiencia ni historia en la organización.

2. *Comprensión como la interpretación de un hecho*

A diferencia del paradigma positivista que supone que los hechos se explican por sí mismos, el paradigma interpretativo es categórico en indicar que los hechos adquieren su significado mediante el acto de interpretación. No es suficiente observar y describir un evento para comprenderlo, sino que es necesario contar con un set de ideas sobre la realidad que permitan interpretar y dar sentido a los hechos. La comprensión es dependiente de la interpretación, proceso mediante el cual un individuo atribuye significado a un evento o hecho particular.

La incorporación de la interpretación como proceso clave en la prevención de los accidentes y las enfermedades es quizás una de las características más significativas de una visión cultural en su aproximación a la salud y la seguridad laboral. El énfasis sobre las diversas maneras en que la realidad laboral es interpretada, permite ampliar exponencialmente la comprensión y la prevención de los accidentes gracias a un aumento en las categorías para clasificar y explicar los accidentes y las enfermedades. A diferencia de la prevención tradicional que cuenta con un set limitado de categorías descriptivas, como caídas del mismo nivel, golpeado por o contra objeto, atrapamiento en máquina, contacto con objetos cortantes, etc…, la mirada interpretativa cuenta con un amplio abanico de explicaciones interpretativas que emanan de los propios individuos. Interpretaciones tales como "no quería perder el bono"; "es mal visto detener las máquinas", "estaba contra el tiempo", "no tenía a quién pedir ayuda", "hay que producir", "no quería ser objeto de burlas", "me encontraba exhausto", "hay que ser macho para trabajar", "las reglas se tienen que cumplir", en fin, permiten expandir la comprensión de los accidentes a las dimensiones organizacionales, aquellas que tienen que ver con la manera en que se diseña, organiza, distribuye y controla el trabajo. La mirada interpretativa amplía de forma sustancial la manera de observar, ordenar, clasificar y comprender un accidente, permitiendo estrategias preventivas locales, contextuales y bastante más elaboradas que las tradicionales. El Ejemplo 2.2 ilustra la profundidad y riqueza que la mirada interpretativa ofrece para comprender un accidente del trabajo.

ciencias de la descripción objetiva para analizar, comprender y prevenir los accidentes laborales. La descripción objetiva tradicional, que apunta a razones como la velocidad, los tacos y la distracción, resulta extremadamente superficial para prescribir acciones preventivas. Por el contrario, el enfoque interpretativo, que considera la perspectiva de la persona, permite desarrollar intervenciones relacionadas con la organización laboral, tales como delimitar las tareas al rol, desincentivar la cultura de obediencia, modernizar los liderazgos y aumentar la autonomía de los trabajadores. La mirada interpretativa enriquece sustancialmente la forma de comprender los accidentes, permitiendo el desarrollo de estrategias preventivas que se focalizan en la organización social del trabajo y la cultura organizacional.

El énfasis sobre la interpretación permite coordinar y armonizar las acciones de las personas con la salud y la seguridad laboral, puesto que no son los hechos físicos los que gobiernan el comportamiento de las personas sino la interpretación sobre los hechos físicos. Los modelos metales individuales, producto de los modelos mentales colectivos, permiten por un lado, distinguir un estímulo determinado[24], y por otro, interpretarlo y reaccionar frente a él, prescribiendo de esta manera el comportamiento de las personas[25]. Esto hace que las personas se comporten según su interpretación de los eventos. Comprender que no es el fenómeno físico lo que estimula la conducta de los individuos sino la interpretación que los individuos hacen del fenómeno físico, evidencia la importancia de conocer el mundo subjetivo de las personas. Al respecto, una visión cultural analiza las diversas interpretaciones que las personas tienen sobre el trabajo y los riesgos laborales de manera de diseñar con precisión intervenciones preventivas.

En resumen, a diferencia de la descripción simple como forma de comprender los accidentes, que genera prescripciones y estrategias básicas, la comprensión de los accidentes mediante la interpretación de las personas permite desarrollar estrategias organizacionales complejas, profundas y relativas al observador, con la posibilidad de alinear efectivamente la cultura organizacional a las necesidades de salud y seguridad de las personas.

[24]   Moscovici S. (2001). *Social Representations*. New York: New York University Press.
[25]   Ceberio M., Watzlawick P. (1998). *La Construcción del Universo*. Barcelona: Herder.

3. *La verdad como algo relativo y local*

Desde el paradigma interpretativo la verdad no constituye algo absoluto ni universal sino algo relativo que depende del ámbito local. La verdad es plural, fragmentada y discontinua, altamente dependiente del contexto y de los objetivos e intereses de las personas. La verdad objetiva no existe como tal sino como meras interpretaciones realizadas por diferentes individuos y grupos en contextos predeterminados[26]. No se hallan leyes generales que se puedan aplicar a todos los contextos, solo leyes locales, particulares y arbitrarias.

Una visión cultural adhiere a esta perspectiva sobre la pluralidad de la verdad, a la existencia de tantas verdades como contextos laborales diversos y heterogéneos, los cuales deben ser aceptados, comprendidos y analizados. Imponer la verdad o concepciones monolíticas sobre qué es la seguridad, los riesgos y cómo administrarlos resulta ineficaz. Suponer que la administración de los accidentes puede realizarse únicamente mediante la reducción de los daños a la propiedad, a través del control del desempeño de los trabajadores vía estándares, y con base en resultados que puedan medirse en términos económicos, como lo pregona la prevención tradicional, no solo resulta algo dogmático y rígido sino una posición ciega que niega las particularidades del entorno y del contexto laboral.

El significado de los accidentes, los riesgos, la seguridad, el trabajo, los procedimientos, las normas y, en fin, todos aquellos conceptos que tienen incidencia en la forma en que la seguridad y la salud se administran, dependen de las características de la organización. Son las particularidades de las organizaciones, tales como su rubro económico, emplazamiento, tamaño, procesos, organización laboral, intereses de grupo, objetivos y valores, los que establecen y fijan los significados laborales. El significado muta enormemente por la presión de la cultura organizacional, la que de forma inadvertida atribuye significado a los fenómenos y experiencias. Tal como se describe en el Ejemplo 2.3, la seguridad es un concepto multisemántico que opera con diferentes significados según el ámbito local donde se encuentran las personas. La seguridad no significa lo mismo en una empresa minera, forestal o de manufactura. El significado de seguridad se crea y reproduce según los intereses de un grupo particular dentro de la organización. Por tal razón, resulta imprescindible antes de intervenir en prevención comprender los significados, el universo de verdades relativas con los que opera una organización en relación con la salud y la seguridad laboral.

---

[26]   Nietzsche F. (2009). *La Voluntad de Poder*. Madrid: Edaf.

A partir de estudios realizados en diversos sectores económicos durante 2009 y 2010 y la revisión bibliográfica internacional, Finkelstein sugiere que a pesar del sentido común la seguridad no significa lo mismo para todos. Esto sucede porque, tal como F. Saussure explica, el significado no se obtiene de forma aislada o independiente sino a partir de la totalidad de los elementos presentes[27]. El significado de la seguridad depende de las peculiaridades de una organización, tales como su rubro, emplazamiento, procesos, valores, objetivos, normas y organización laboral, entre otros. Por ejemplo, en una empresa minera, donde el control directo es de tipo autoritario, la seguridad es comprendida como una orden o mandato[28]. En una empresa forestal, donde existen estrictas normas de seguridad para la exportación de los productos, la seguridad es percibida como un procedimiento a cumplir[29]. En una empresa de manufactura, de acuerdo con los valores de los gerentes, la seguridad es entendida como un estilo de vida saludable, basada en el acondicionamiento físico y nutricional y una dieta sana[30]. Estos ejemplos ilustran la relatividad y localidad del significado de seguridad en una organización. Al respecto, Finkelstein enfatiza la necesidad de comprender qué significa seguridad en una organización particular antes de realizar intervenciones preventivas.

Al rescatar el relativismo como premisa teórica, una visión cultural del riesgo puede observar y analizar las múltiples visiones que existen en una organización sobre la seguridad y la realidad laboral en su conjunto. Esto permite alcanzar una posición analítica bastante más refinada y precisa que el modelo tradicional al momento de proponer intervenciones. Detectar la manera en que la seguridad y otros aspectos laborales son interpretados en una organización habilita el desarrollo de intervenciones según los significados y verdades propios de la organización. Una aproximación relativa permite hacer referencia a la forma en que se comprende la salud y seguridad en vez de imponer nociones absolutas y rígidas para prevenir los riesgos laborales.

[27]   Saussure F. (2007). *Curso de Lingüística General*. Buenos Aires: Losada.

[28]   Finkelstein R., Salas F. (2010). Prevención de Riesgos desde el Observador: Un Paradigma Cultural. *Ciencia & Trabajo, 39*, 44-52.

[29]   Asociación Chilena de Seguridad (2009). *Estudio Sector Forestal*. Santiago: Gerencia de Marketing.

[30]   Zoller H. (2003). Working Out: Managerialism in Workplace Health Promotion. *Management Communication Quarterly, 17*(2), 171-205.

4. *La realidad es más que números*

Reconocer que la realidad no puede estar limitada a datos numéricos y que por lo tanto es necesario recurrir a información en forma de textos es otra de las características del paradigma interpretativo. Desde esta mirada la comprensión de la realidad se obtiene mayoritariamente desde la información verbal obtenida a partir de narraciones de individuos –habladas o escritas–, artefactos, documentos o bien notas de campo que un observador realiza al estudiar un fenómeno. A diferencia del enfoque cuantitativo que hace sentido de la realidad basada en números, el paradigma interpretativo toma una aproximación cualitativa, buscando explicar los hechos a través de las palabras mismas. Esta perspectiva verbal permite analizar propiedades sociales complejas como lo son la intencionalidad y la atribución de significado, las que aumentan el nivel de comprensión de un hecho. Esta aproximación es eminentemente de naturaleza ideográfica, donde abundan las descripciones, los detalles, las distinciones y, en fin, las peculiaridades de un fenómeno, haciendo énfasis en la validez del conocimiento y no en la reproducibilidad de este en otros contextos laborales[31].

Administrar los accidentes y enfermedades del trabajo mediante el estudio y el análisis de textos es una de los principales atributos y ventajas de una visión cultural. En vez de analizar las tradicionales cifras como los días perdidos, la tasa de accidentalidad y la tasa de riesgo, se analiza la información verbal producida por los miembros de una organización en relación con aquellas variables que inciden en la ocurrencia de accidentes y enfermedades en el trabajo. Mediante diversos métodos de recolección de información cualitativa como las entrevistas grupales y las entrevistas en profundidad, se recolectan grandes volúmenes de textos para luego ser analizados de manera sistemática y rigurosa en un software especializado. La utilización de textos como objeto de estudio permite una amplia y profunda gama de formas de análisis, como la semiótica, el análisis de discurso y el análisis temático. Estas estrategias de análisis que pueden ser implementadas sobre los textos permiten la detección de temas principales, patrones recurrentes, significados dominantes, relaciones de poder, identidades sociales, contradicciones, ambigüedades y, en fin, variables de elevada complejidad social que permiten comprender la relación entre el contexto organizacional y los accidentes del trabajo. De esta manera, el análisis sobre textos amplía enormemente la comprensión sobre los accidentes laborales, ya que permite analizar una gran cantidad de variables y factores complejos

---

[31]   Babbie E. (2007). *The Practice of Social Research* (11th ed). California: Thomson Wadsworth.

que permiten detectar aquellos desajustes organizacionales que desencadenan los accidentes y las enfermedades en el trabajo.

Un accidente laboral es mucho más que una cifra o una descripción estadística de un acontecimiento que se repite con cierta regularidad. Un accidente es un evento de características sociales, culturales, físicas y psicológicas, un fenómeno de elevada complejidad, henchido de factores heterogéneos y multicausales, donde las correlaciones no saltan a simple vista. Es basado en este reconocimiento que una visión cultural se aproxima a los accidentes más allá del modelo cuantitativo tradicional, mediante una visión cualitativa que hace énfasis en la recolección de información verbal sobre el trabajo y la seguridad. Esta visión cualitativa permite disponer de un conocimiento exhaustivo y profundo para el desarrollo e implementación de estrategias preventivas integrales.

Principales rasgos de una visión cultural del riesgo

Como enfoque sustentado en el paradigma interpretativo, una visión cultural del riesgo se caracteriza por un conjunto de rasgos que hacen de su práctica algo por completo diferente a la prevención de riesgos tradicional. Una visión cultural es un enfoque que se caracteriza por los siguientes rasgos:

- Se orienta a riesgos intersubjetivos.
- Se basa en interpretaciones y prescripciones complejas.
- Se aproxima mediante una visión relativa.
- Se presta a intervenir factores locales y particulares.

Estos rasgos permiten a una visión cultural abarcar los puntos ciegos de la prevención tradicional, aquellas dimensiones que no pueden ser observadas, detectadas, medidas e intervenidas por los métodos tradicionales. Una visión cultural tiene la capacidad de intervenir factores intersubjetivos como la demanda de trabajo, ajustar las intervenciones según la perspectiva de las personas, desarrollar estrategias que apuntan a la organización del trabajo, proponer acciones según las verdades y significados relativos de la organización, desplegar acciones para expandir la autoridad y, finalmente, una amplia gama de estrategias preventivas complejas que apuntan a la cultura organizacional. En este sentido, una visión cultural reconoce que la salud y la seguridad no son algo que pueda administrarse correctamente desde el nivel individual, sino mediante la intervención del nivel organizacional. Es a través de la intervención de la cultura organizacional que es posible armonizar las demandas que la empresa exige en el cumplimiento de sus metas con las legítimas necesidades de salud y seguridad de las personas.

Epílogo

Las diferencias entre una visión cultural y la prevención tradicional son de orden paradigmático, es decir, responden al paradigma bajo el cual cada una de ellas se sustenta. Esencialmente, estas diferencias responden a las presunciones sobre qué es la realidad y la forma en que se puede acceder a ella. Por tanto, no son diferencias menores ni superficiales sino diferencias profundas y significativas. Aproximarse a los riesgos culturales mediante los postulados, presunciones y premisas de la prevención tradicional es por lo tanto infructuoso. Una visión cultural del riesgo exige postulados que trasciendan una mirada de la realidad limitada a los sentidos físicos. Es necesario contar con un modelo que vaya más allá de una manera objetiva de observar, medir y analizar la realidad laboral. La administración de las dimensiones culturales del riesgo impone un desafío en cuanto a su aproximación. Requiere de un paradigma que reconozca que la realidad está compuesta por factores intersubjetivos. Exige reconocer que la realidad está socialmente construida a partir de un conjunto de ideas mentales que dan sentido, significado y orden a la realidad laboral. Una mirada interpretativa es esencial para comprender una aproximación cultural de los riesgos laborales. La Tabla 2.1 presenta una comparación resumen que permite reconocer y comprender las diferencias paradigmáticas entre una visión cultural del riesgo y la prevención tradicional.

Tabla 2.1. Diferencias prevención tradicional / visión cultural.

	Prevención Tradicional	Visión Cultural
Se orienta a	Riesgos objetivos	Riesgos intersubjetivos
Comprende según	Descripción simple	Interpretación
Se aproxima según	Verdad absoluta y rígida	Verdad relativa y flexible
Intervienen	Factores generales y simples	Factores locales y complejos
Perspectiva de análisis	Cuantitativa	Cualitativa
Nivel de intervención	Individual y puntual	Organizacional e integral
Foco de intervención	Individuo	Cultura organizacional
Considera	La perspectiva del experto	La perspectiva de los miembros
Tipo de explicaciones	Nomotético	Ideográfico
Observa y enfatiza	El cumplimiento de estándares	Armonía entre demandas y necesidades
Mirada	Control	Conciliación
Perspectiva	Indirecta y economicista	Directa y de salud

CAPÍTULO 5

DIAGNÓSTICO CULTURAL DEL RIESGO

¿Qué es un diagnóstico cultural del riesgo?

El diagnóstico cultural del riesgo (DCR) constituye la herramienta práctica de una visión cultural para administrar la salud y la seguridad laboral. Esta herramienta permite detectar, identificar, analizar e interpretar las dimensiones culturales del riesgo en una organización. Sin un diagnóstico es imposible saber qué dimensiones de la cultura están incidiendo en la salud y seguridad de las personas. ¿Cómo saber *a priori* que la velocidad de trabajo producto de una alta demanda incide en la ocurrencia de cortes, golpes y atrapamientos? ¿Qué influencia tiene el nivel de control sobre la ejecución de las tareas en la generación de accidentes? ¿Existe alguna relación entre el valor de la productividad y las enfermedades laborales? ¿Qué papel juega la identidad de ser ineficiente y su descrédito social? ¿Es la distribución de poder un factor atenuante o magnificador de los riesgos? Resulta imprescindible realizar un diagnóstico cultural para detectar y analizar las dimensiones culturales del riesgo en su impacto sobre las personas. Particularmente, porque el desarrollo de propuestas de intervención depende totalmente de los resultados de un diagnóstico cultural. Intervenir las dimensiones de relaciones sociales, de distribución de poder o de liderazgo no tiene sentido a menos que estas dimensiones aparezcan como factores de riesgo en los resultados de un diagnóstico. Aunque esto resulta evidente, siempre es necesario insistir sobre la necesidad de realizar un diagnóstico, en circunstancias que muchos administradores solicitan una intervención cultural sin diagnóstico previo bajo la presunción de saber lo que realmente ocurre en sus empresas. Si bien los administradores puede que tengan nociones correctas sobre los aspectos culturales que afectan a las personas, por lo general estas son tan generales, estereotipadas y carentes de profundidad que la realización de intervenciones integrales y eficaces no es posible implementarlas. Es indispensable un diagnóstico que tome en cuenta la perspectiva y visión directa de los propios miembros de la organización, un análisis que se adentre en el conjunto de significados, percepciones, ideas y modelos mentales para detectar las dimensiones culturales del riesgo. En este sentido el diagnóstico es de vital importancia por cuanto permite detectar e identificar con exactitud las dimensiones culturales que exponen a las

111

personas a accidentes y enfermedades laborales para luego proponer intervenciones preventivas precisas y efectivas.

Un DCR es un estudio organizacional de tipo etnográfico que permite detectar, identificar, analizar e interpretar las dimensiones culturales del riesgo, esto es, aquellas dimensiones específicas de la cultura organizacional que inciden en la generación de accidentes, enfermedades y malestar en el trabajo. Su objetivo es proveer un mapa determinado y preciso sobre aquellas dimensiones de la cultura organizacional que afectan la salud y seguridad de las personas para luego desarrollar e implementar intervenciones preventivas.

Un DCR incluye las clásicas herramientas de la investigación social tales como el muestreo, la recolección de información, el análisis y la interpretación de datos, las que son implementadas de acuerdo con un paradigma interpretativo (véase Capítulo 4). Este paradigma establece que para acceder a la realidad hay que hacerlo a través del estudio y análisis de la manera en que las personas atribuyen significado y hacen sentido de los hechos. Particularmente, coloca su atención en la realidad intersubjetiva, aquellos modelos mentales compartidos entre las personas mediante los cuales interpretan la realidad e intervienen sobre ella. A través de la recolección y análisis de los modelos mentales que las personas comparten respecto al trabajo, los riesgos y los accidentes laborales, un DCR permite acceder a la cultura organizacional y detectar las dimensiones culturales del riesgo.

De acuerdo con el paradigma interpretativo, un DCR emplea métodos cualitativos para la recolección de información. Mediante entrevistas grupales y entrevistas en profundidad se accede de forma directa a los modelos mentales que las personas comparten, los que en definitiva conforman la propia la cultura organizacional. Esta perspectiva verbal y narrativa como forma de recolectar información permite analizar la manera en que las personas atribuyen significado y sentido a la realidad laboral, obteniendo así un conjunto de modelos mentales que reflejan aquellas áreas de la cultura organizacional que afectan la salud y la seguridad en el trabajo.

Marco teórico

Todo estudio e investigación se fundan sobre un conjunto de ideas, conceptos, hipótesis y teorías para conducir las observaciones, la recolección de información y el proceso de análisis. A partir de un modelo conceptual o teórico asociado al tópico de estudio se define el tipo de información a recolectar, se organizan las formas de recolectar la información, se generan los patrones para ordenar y clasificar los datos, y se provee de un esquema conceptual para atribuir significado a las recurrencias descubiertas en el proceso de análisis. Contar con un riguroso marco o modelo teórico no es trivial, ya que es mediante un conjunto de conocimientos que se delimita la gama de elementos a observar y recolectar, así como las formas de clasificar, analizar e interpretar la información. La calidad de los resultados de una investigación responde en gran medida a la calidad del cuerpo de conocimientos que ampara a un estudio. Por tanto, la rigurosidad y acuciosidad del conjunto de conocimientos que sostiene un estudio constituyen un factor de importancia.

Un DCR se basa en un riguroso conjunto de conocimientos científicos y teóricos en salud y seguridad laboral mediante los cuales orienta su ejecución. Específicamente, un DCR se nutre y guía por el marco teórico de las determinantes sociales de la salud en el trabajo, modelo que esencialmente plantea que la salud laboral depende del balance entre las necesidades del individuo y las demandas de la organización, equilibrio que puede ser alcanzado mediante el ajuste de la organización social del trabajo[1]. Este modelo se focaliza sobre los factores de la organización laboral tales como la capacidad de controlar las tareas, el nivel de demanda de trabajo, el apoyo social para resolver problemas, las interacciones entre las personas, la equidad y justicia en la retribución, y la distribución de poder en la organización, entre otros. Este modelo sostiene que la adaptación de la organización del trabajo a las necesidades humanas modifica el ambiente social permitiendo a las personas desempeñarse de forma segura y saludable. Hay que destacar que los factores que recoge este modelo son el resultado de investigación científica de connotados académicos en salud laboral, entre los que destacan B. Gardell, R. Karasek, T. Theorell, M. Marmot, J. Siegrist y M. Frankenhauser, entre otros. Estos factores han sido objeto de cuantiosa investigación científica en diversos países y ambientes laborales, corroborando una y otra vez la alta incidencia y predictibilidad de estos factores en la salud de las personas. Al respecto, un DCR se nutre y sustenta en la totalidad de los factores organizacionales y conocimientos que en su conjunto forman parte del modelo de las determinantes sociales de la salud laboral. Es acorde con este cuerpo de conocimientos, conceptos y teorías que un DCR guía la observación, recolección y análisis de las dimensiones culturales del riesgo. De hecho, un DCR utiliza muchos de los mismos conceptos y categorías para clasificar, ordenar y describir las dimensiones culturales del riesgo, así como para presentar los resultados finales de un diagnóstico.

En síntesis, un DCR constituye un estudio de cultura organizacional que se basa en la teoría de las determinantes sociales de la salud laboral para detectar, identificar, analizar e interpretar las dimensiones culturales del riesgo con el

---

[1]   Wilkinson C. (2001). *Fundamentals of Health at Work: The Social Dimensions.* New York: Taylor & Francis.

fin de proponer estrategias de prevención tendientes a reducir los accidentes, las enfermedades y el malestar en el trabajo.

Objetivo de un diagnóstico cultural del riesgo

El objetivo de un DCR es identificar y explicar la interacción de las dimensiones culturales del riesgo en su incidencia sobre la salud y la seguridad laboral (véase Diagrama 5.1). Este objetivo implica la realización de las siguientes operaciones:

1. detectar y denominar las dimensiones culturales del riesgo,
2. narrar el despliegue particular de cada dimensión cultural del riesgo,
3. exponer la interacción entre las diferentes dimensiones culturales del riesgo identificadas, y
4. brindar explicaciones contextuales sobre las dimensiones culturales en su impacto sobre la salud y la seguridad.

El resultado de estos procedimientos permite el desarrollo de un acucioso informe organizacional que incluye la identificación, narración y explicación de las dimensiones culturales en su incidencia sobre la salud y la seguridad de las personas en el trabajo.

Diagrama 5.1. Objetivo de un DCR.

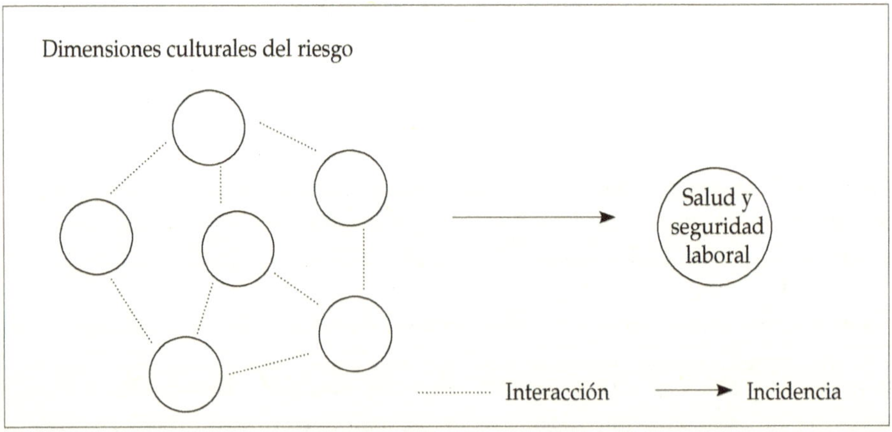

Un DCR no tiene como propósito generar un conocimiento de aplicación general ni universal sino, por el contrario, un cuerpo de conocimiento local, particular y específico, abundante en distinciones, descripciones, detalles y particularidades.

El objetivo de un DCR se circunscribe en el logro de un conocimiento profundo, acabado e integral sobre la cultura de una organización en su incidencia sobre los accidentes y las enfermedades del trabajo, de manera de proveer una orientación clara en el desarrollo de estrategias preventivas exhaustivas e integrales.

Dado que el objetivo de un DCR es la producción de un conocimiento local y profundo, el procedimiento de distinción y narración de las dimensiones y sus interacciones juega un rol preponderante. No basta con detectar ni mencionar que existe un bajo nivel de control, valores contradictorios, relaciones sociales defectuosas o un liderazgo débil. Es necesario exponer detalladamente cómo las personas entienden e interpretan las dimensiones, puesto que de lo contrario resulta imposible comprender cada dimensión específica y brindar explicaciones atingentes sobre sus interacciones dinámicas. El abordaje de cada dimensión tiene que realizarse mediante distinciones detalladas. Por ejemplo, si se ha identificado un liderazgo débil, es necesario distinguir cómo las personas significan y hacen sentido de un liderazgo débil. Distinguir que las personas entienden un liderazgo débil como la ausencia de apoyo en terreno, la falta de retroalimentación y la carencia de confianza para tratar los problemas del trabajo permite delimitar con exactitud el significado de liderazgo débil en un contexto laboral determinado. Por otro lado, también es importante exponer la manera en que cada dimensión afecta la salud y la seguridad de las personas. No es suficiente generar explicaciones simplistas y generales que aluden a las típicas categorías como caídas, golpes, cortes o sobresfuerzos. Hay que adentrarse en las incidencias organizacionales profundas que están en el trasfondo de las explicaciones físicas tradicionales. Siguiendo con el ejemplo de un liderazgo débil, es importante distinguir y narrar los efectos directos e indirectos que este genera en salud y seguridad, como la falta de apoyo para la descompresión de situaciones complejas, el aumento en los niveles de tensión psíquica, la reducción de la atención sobre las tareas, la burocratización de la seguridad, la minimización de los riesgos en terreno y la reducción de la seguridad a un tema de autocontrol. Finalmente, también es importante exponer la interacción entre las diversas dimensiones culturales, pues muchas veces una dimensión tiene mayor relevancia por su incidencia sobre otras dimensiones. Hay que recordar que las dimensiones culturales interactúan entre sí, ya sea reforzándose, minimizándose o anulándose. Precisamente la dimensión de liderazgo es una de las dimensiones de mayor interacción, puesto que tiene efectos sobre la distribución de reconocimiento, la regulación del nivel de demanda, la asignación de control sobre las tareas y la adherencia de valores al interior de la organización. Por lo tanto, es importante exponer cómo la dimensión de liderazgo incide sobre otras dimensiones. Como se aprecia, el proceso de distinguir y narrar cada dimensión cultural del riesgo, así como sus efectos e interacciones con otras dimensiones, es un elemento clave en un DCR (véase Diagrama 5.2). De hecho, el conocimiento profundo y las explicaciones integrales que genera un DCR nacen a partir de refinadas y abundantes distinciones. La generación de distinciones constituye una pieza fundamental en el objetivo de generar conocimiento en un DCR, ya que permite delimitar el significado de las dimensiones, comprender la incidencia de cada dimensión sobre la salud y seguridad de las personas, y producir explicaciones contextuales que toman en cuenta las interacciones entre las diversas dimensiones.

Diagrama 5.2. Distinción y narración en un DCR.

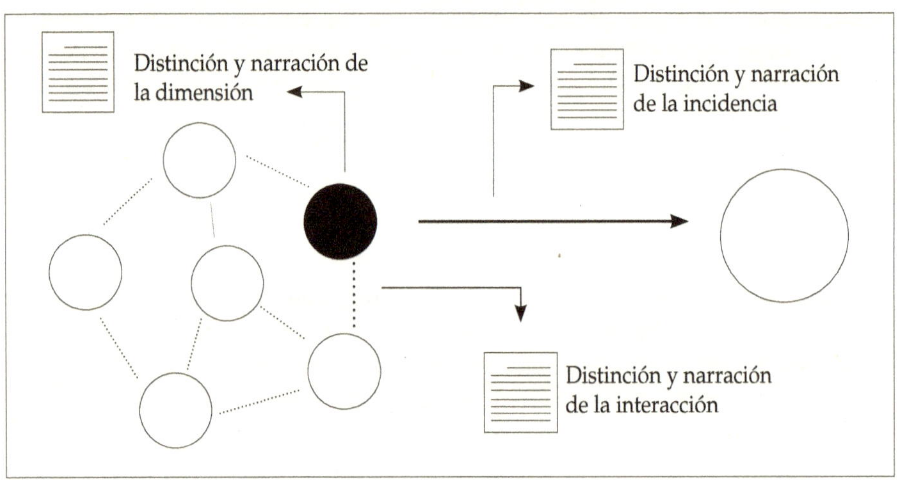

Operacionalización

Habiendo establecido el objetivo de un DCR, esto es, identificar y explicar las dimensiones culturales del riesgo en su incidencia sobre los accidentes y las enfermedades laborales, el siguiente paso es definir la forma en que se van a medir las dimensiones culturales. Esta etapa se conoce como operacionalización, proceso que explicita la manera en que las variables del estudio, en este caso las dimensiones culturales del riesgo, van a ser medidas. La operacionalización consiste en un conjunto de instrucciones que indican cómo medir una variable que ha sido conceptualmente definida.

A diferencia de la tasa de accidentalidad y el número de días perdidos, cuya medición depende del reporte de las empresas y el registro que llevan las mutuales de seguridad, la medición de las dimensiones culturales es un poco más compleja. Esto sucede porque, a diferencia de las tasas de accidentes y los días perdidos que miden numéricamente el acontecimiento de un evento particular, las dimensiones culturales no se pueden medir basándose en la ocurrencia regular de eventos. Medir de forma consistente y adecuada el exceso de demanda de trabajo, las relaciones sociales tóxicas, o un nivel bajo de control acerca de la recurrencia de un evento particular es improbable, por la simple razón que no se puede delimitar con precisión un evento para cada dimensión. Por ejemplo, el hecho que una persona contraiga neurosis laboral puede estar relacionado con la carencia de control, una excesiva demanda de trabajo o por relaciones sociales tóxicas, o bien con las tres simultáneamente, o quizás ninguna de ellas, por lo que derivar la medición de cualquiera de las dimensiones de acuerdo con el número de neurosis en una empresa es claramente inadecuado e inconsistente. Si bien es probable que aquellas dimensiones estén relacionadas con el número de neurosis en una empresa, no es posible relacionar y delimitar con precisión el suceso a una o más dimensiones. La dificultad en el establecimiento de los límites de respuesta de cada dimensión cultural imposibilita mediciones numéricas basándose en eventos.

Ahora bien, hay que aclarar que la medición de variables no se limita solo a la observación y conteo de fenómenos que pueden ser expresados en números y cifras. La medición puede ser realizada con base en una serie de distinciones que permiten identificar la existencia de una variable en un contexto social definido. Precisamente, es sobre esta aproximación cualitativa que es posible medir las dimensiones culturales del riesgo en una organización. Para esto es necesario:

1. establecer con precisión los límites conceptuales de cada dimensión cultural para poder distinguirlas,
2. definir los componentes para reconocer las distinciones como representaciones válidas de una dimensión cultural, y
3. explicitar la lógica y forma de observación.

Estos procedimientos permiten realizar mediciones exitosas de variables que no pueden ser detectadas basándose en el registro numérico de comportamientos o eventos recurrentes.

El proceso de medición de las dimensiones culturales del riesgo involucra un proceso lógico deductivo, proceso de descomponer desde lo superior a lo inferior. Esto significa partir por identificar el nivel conceptual –en este caso las dimensiones culturales particulares– para luego desagregarlas en unidades menores. Cada dimensión cultural se descompone y divide en subdimensiones, factores y variables, permitiendo claridad en cómo observar e identificar cada dimensión. Este proceso de desagregación, que implica la transformación de la información desde un nivel de abstracción mayor a un nivel de abstracción menor, es lo que permite identificar y distinguir las dimensiones culturales del riesgo en una organización (véase Diagrama 5.3).

Diagrama 5.3. Descomposición de la dimensión de retribución.

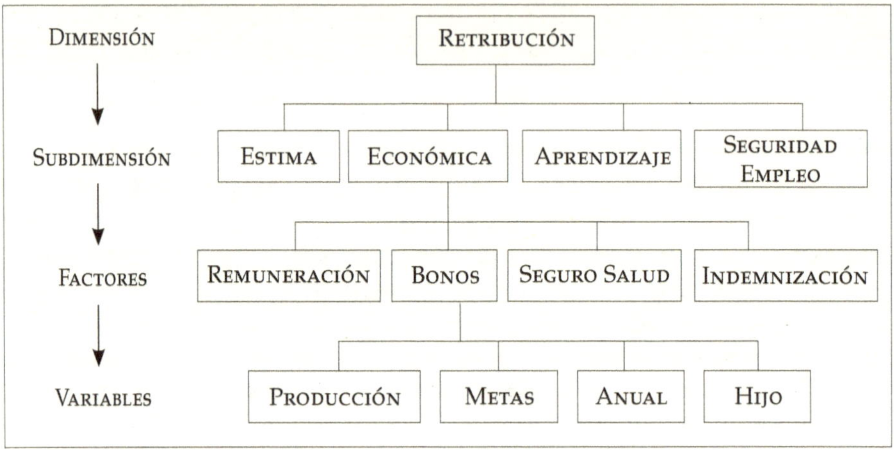

Tal como se aprecia en el Diagrama 5.3, la desagregación de la dimensión cultural de retribución en diferentes niveles de abstracción – subdimensión, factor y variable– habilita con claridad la observación e identificación de la dimensión de retribución. Es importante aclarar que este proceso no es arbitrario sino, todo lo contrario, responde principalmente al marco teórico, es decir, el cúmulo de conocimiento científico albergado en el área. En este caso, la desagregación de la dimensión retribución en las subdimensiones económica, aprendizaje y seguridad en el empleo, se desprende del estudio e investigación realizado por Johannes Siegrist, particularmente de su famoso modelo esfuerzo/retribución[2].

Este mecanismo de desagregación permite identificar, distinguir, ordenar y clasificar con elevada precisión los datos que se obtienen mediante la recolección de información. Por ejemplo, en el Diagrama 5.3 la desagregación de la subdimensión económica facilita enormemente la identificación de los bonos de producción como parte de la dimensión de retribución. Específicamente, permite distinguir que el estímulo económico por producción constituye una variable que forma parte del factor bonos, que a su vez forma parte de la subdimensión económica, y la que a su vez forma parte de la dimensión de retribución. Este procedimiento deductivo de descomponer las dimensiones en niveles menores como subdimensiones, factores y variables, permite identificar y distinguir con elevada validez y consistencia cada dimensión cultural.

---

[2]   Siegrist J. (1996). Adverse Health effects of high-effort/low-reward conditions. *Journal of Occupational Health Psychology* 1(1), 27-41.

Por otro lado, esta desagregación de cada dimensión no solo entrega los límites conceptuales ni los componentes particulares de cada dimensión, sino que establece un mapa o grilla conceptual para ordenar y clasificar el nivel básico de observación: los ítems. Los ítems constituyen el nivel más concreto de observación, las citas textuales de las personas, el conjunto de expresiones mediante los cuales los miembros de una organización perciben, entienden y hacen sentido de la realidad laboral. Estos ítems, recolectados mediante entrevistas individuales o grupales, son clasificados según la completa descomposición de cada dimensión, lo que permite reconocer la existencia de cada dimensión. El Diagrama 5.4 ilustra cómo un conjunto de citas puede ser clasificado mediante mapas generados por la desagregación deductiva de las dimensiones. En este caso las citas de bonos de producción escalan de forma vertical desde un nivel de abstracción menor hasta uno mayor, desde lo inferior hasta lo superior, pasando por el nivel de variables, factores y subdimensiones hasta llegar al nivel de la dimensión misma. Gracias a este mapa es posible reconocer que aquellas citas corresponden a la dimensión de retribución. Este simple procedimiento de desagregación deductiva es lo que permite identificar y distinguir una dimensión cultural del riesgo mediante un conjunto de citas obtenidas de las narraciones de los miembros de una organización.

Diagrama 5.4. Mapa dimensión de retribución e items.

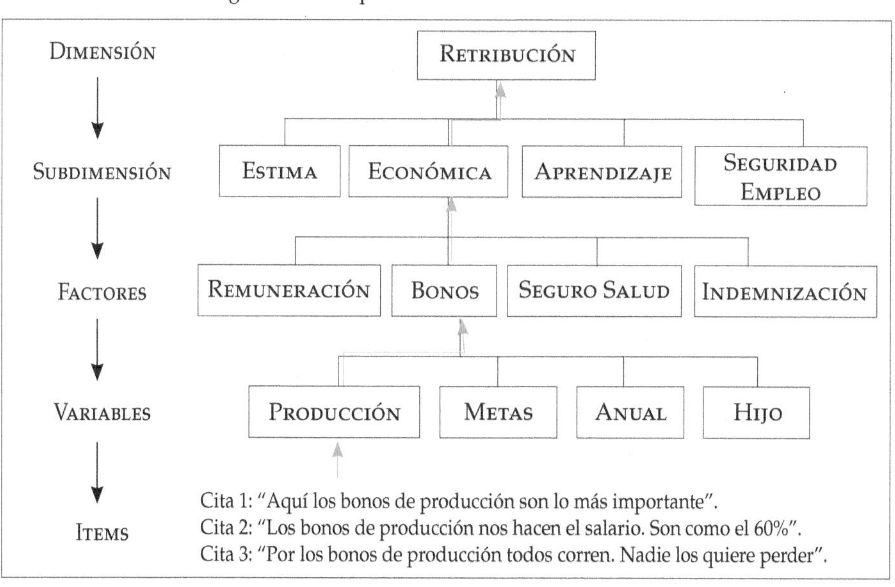

Es importante notar que esta lógica deductiva de descomponer las dimensiones en unidades menores es extremadamente útil para detectar e identificar una dimensión en una organización particular. Gracias a esto es posible confirmar la existencia de una dimensión cultural en una organización. Además permite distinguir y narrar con exactitud cada dimensión, cumpliendo con uno de los objetivos de un DCR. No obstante, hay que recalcar que es tarea del investigador reconocer y organizar la información mediante esta grilla, ya que por lo general las personas entrevistadas no piensan ni se expresan a través de los mismos conceptos ni categorías. También es el investigador el que dispone de esta grilla en su mente al momento de realizar las entrevistas individuales o grupales, de manera de guiar la entrevista según la grilla para detectar las subdimensiones, factores y variables de cada una de las dimensiones del riesgo. Por otro lado, también el investigador es quien le asigna valor y significado a los relatos que expresan los entrevistados, ya que muchas veces la relación entre la organización laboral y la generación de accidentes y enfermedades no se aprecia a simple vista. Por ejemplo, en el caso de las citas del Diagrama 5.4, es el investigador el que reconoce que los bonos de producción, al concentrar un gran porcentaje del salario, tienen un efecto negativo sobre la salud y la seguridad laboral. Gracias al marco teórico de que dispone, este es capaz de reconocer que los bonos de producción estimulan a las personas a:

1. Realizar las tareas de forma apresurada.
2. No respetar los procedimientos de seguridad.
3. No detener las máquinas para no afectar el bono de producción.

Por otra parte, un investigador competente también será capaz de vislumbrar que la dimensión de retribución mediante los bonos de producción interactúa con otras dimensiones tales como la dimensión de control –disminuyendo la capacidad de los trabajadores de controlar las máquinas– y la dimensión de normas –incentivando la violación de normas para asegurar el logro del bono de producción. En este sentido, la dimensión de retribución no solo afecta de forma directa la salud y la seguridad laboral sino, de forma indirecta, mediante la anulación de otras dimensiones que tienen como objetivo prevenir los accidentes y las enfermedades. Como se aprecia, la detección e identificación de las dimensiones culturales del riesgo es una tarea intelectualmente demandante que requiere de un investigador competente que posea un conocimiento acabado del marco teórico.

Dado que es muy difícil que un investigador recuerde las subdimensiones, factores y variables de cada dimensión al momento de realizar las entrevistas, es recomendable que se dibujen estos mapas con anticipación y se estudien entre el grupo de investigadores que realizarán la recolección de información. Por lo tanto, este proceso de desagregación debe ser realizado con todas las dimensiones de manera que el investigador disponga de las categorías necesarias al momento de realizar las entrevistas individuales o grupales. También es una buena ayuda disponer de este material en forma de apuntes de apoyo al momento de las entrevistas, de manera que el investigador refresque la memoria sobre la información que necesita recolectar. Guiar las entrevistas mediante grillas desagregadas de las dimensiones culturales es fundamental para realizar una buena recolección de información. Sin esta grilla o mapa el investigador no tendrá la capacidad de guiar las entrevistas hacia las dimensiones propiamente tales ni podrá abordarlas con profundidad.

Desarrollo de la muestra

Dado que en la mayoría de los estudios el contexto de investigación es tan amplio como para entrevistar a todas las personas, se requiere de una estrategia adecuada para seleccionar a un grupo de personas a partir de quienes se recolectará la información. El muestreo cumple precisamente con esa necesidad. Este se comprende como el proceso de identificar de la población en estudio un grupo menor de personas que no solo comparte las características esenciales de la población sino que además permite disponer de un conjunto de personas más manejable para realizar un estudio. El objetivo principal de un muestreo es seleccionar un grupo de personas que represente de la manera más fidedigna las características de una población determinada.

Por lo general, el muestreo más conocido es el aleatorio de tipo probabilístico, muestreo que ocupa el azar para seleccionar a partir de una población en estudio, donde cada elemento tiene alguna una oportunidad de ser escogido. Este tipo de muestreo se utiliza principalmente para estudios de tipo cuantitativo con poblaciones extensas. Es apropiado para seleccionar una muestra estadísticamente representativa a partir de la cual se pueden sacar generalizaciones. Un ejemplo típico de muestreo aleatorio probabilístico es el que habitualmente se utiliza para estudios sobre candidatos o preferencias políticas, donde la masa potencial de votantes –la población de estudio– puede superar los diez millones de personas. El muestreo aleatorio es ideal para este tipo de estudios que tiene como objetivo recoger generalidades sobre preferencias políticas en una población extensa, tales como niveles de adherencia, rechazo o indiferencia. Sin embargo este tipo de muestreo no es el apropiado para realizar un DCR, un estudio de tipo cualitativo que busca generar conocimiento sobre las dimensiones de la cultura organizacional que inciden en la ocurrencia de accidentes y enfermedades laborales en una organización particular. Dado que un DCR rara vez se aplica en una organización con una población tan extensa como para requerir de un muestreo aleatorio, y en circunstancias que el objetivo de un DCR no es generar generalizaciones sino, por el contrario, un cuerpo de conocimiento local y específico, un muestreo aleatorio resulta injustificado e inconveniente.

Un DCR, como estudio de caso que contiene unidad contextual y descripción densa del tópico de investigación, exige un método alternativo al aleatorio probabilístico como forma de seleccionar a las personas a partir de quienes recolectar la información. El método apropiado de muestreo en un DCR es el llamado muestreo intencional, estrategia de selección que permite escoger casos según las necesidades y características del tópico en estudio. Dentro de las formas de muestreo intencional, un DCR utiliza el muestreo homogéneo, método de selección de personas para describir grupos o subgrupos similares dentro de una población determinada. Dado que en una organización los miembros pertenecen a grupos muy disímiles en cuanto a sus profesiones, conocimientos, funciones y responsabilidades, resulta evidente la necesidad de realizar un tipo de muestreo homogéneo, capaz de generar grupos de personas que representen fielmente todas las categorías de miembros que existen en una organización. En este sentido el muestreo homogéneo es el método propicio para obtener un grupo de personas de la población de una organización de tal manera que todos los miembros sean fielmente representados en el estudio.

Para hacer el muestreo homogéneo es necesario antes que nada establecer con claridad los criterios para seleccionar los grupos de personas. Los criterios de selección siempre dependen del tópico o de los objetivos del estudio. En el caso de un DCR, donde el objetivo es identificar las dimensiones culturales del riesgo, los criterios de selección se ajustan a una correcta identificación de las categorías de miembros en una organización que comparten una organización del trabajo similar, esto es, una serie de criterios que reflejan una organización del trabajo equivalente entre grupos de miembros de una organización. En concreto, los criterios de selección deben ser capaces de generar grupos consistentes de miembros en cuanto a sus funciones, tipo de trabajo, uso de máquinas, nivel de demanda, extensión de la jornada, turno y salario. El concepto clave de la selección es la consistencia, es decir, la homogeneidad entre las características de las categorías de miembros. La selección tiene que ser capaz de generar grupos consistentes. Ahora, si bien es posible guiarse con bastante éxito en la identificación de grupos consistentes mediante la clasificación clásica de tres niveles –gerentes, mandos medios y trabajadores– no hay que quedarse solo con esta forma gruesa de clasificación. Disponer de grupos de gerentes, mandos medios y trabajadores puede resultar efectivo en organizaciones pequeñas y simples, pero en aquellas más complejas muchas veces se tiene que generar subgrupos de cada uno de los grupos principales. Al respecto, es fundamental profundizar sobre la realidad particular de cada organización al momento de estudiar los criterios para seleccionar los grupos, ya que es posible que exista algún criterio clave que al no ser identificado para generar la muestra impida posteriormente un correcto análisis. Por ejemplo, aunque el grupo de operarios en una mina mantenga las mismas funciones, cargos, horario, responsabilidades y salario, el hecho de mantener tipos de contrato diferentes –contratados y subcontratados– hace que estos deban ser tratados como subgrupos. Existen grandes rivalidades, inequidades, privilegios y diferencias en retribución entre los grupos contratados y subcontratados que inciden enormemente en la salud y la seguridad laboral de cada subgrupo. Por esta razón resulta indispensable generar subgrupos de operarios –operarios contratados y operarios subcontratados– para estudiar al conjunto de operarios. Si las categorías de grupos de miembros no están claramente definidas de acuerdo con criterios de selección apropiados según las particularidades de la organización, el muestreo puede hacer que se omitan variables importantes a considerar, afectando la calidad de los resultados de un diagnóstico. Establecer los criterios de selección para determinar los grupos en una población es clave para generar una muestra homogénea de calidad.

Como se puede apreciar, la unidad de análisis en un DCR es el grupo, no los miembros como individuos, sino el grupo como conjunto homogéneo de miembros que representa a una categoría de grupos de una organización –operarios, maestros, supervisores, gerentes, etc. Ahora, si bien obviamente se tiene que reclutar individuos específicos para conformar el grupo, esto es, miembros de la organización con nombre y apellido, es importante tener siempre en claro que lo que se está analizando son grupos de personas. Por tanto, una buena muestra en un DCR deberá generar la cantidad de grupos suficiente que representen fielmente a todas las categorías de grupo de una organización, con el objetivo de obtener a partir de la descripción de los diferentes grupos las dimensiones culturales del riesgo.

Este marcado énfasis sobre los grupos para desarrollar la muestra se explica básicamente porque la cultura organizacional es un fenómeno altamente discontinuo y fragmentado que se expresa a través de distintos grupos de miembros. Estos grupos diversos conforman subculturas que interaccionan unas con otras dentro de la organización generando el tejido de la cultura organizacional (véase Capítulo 2). Por lo tanto, en circunstancias que el objetivo de un DCR es identificar y explicar la interacción de las dimensiones culturales del riesgo en su incidencia sobre la salud y la seguridad laboral, existe la necesidad de contar con un método de selección que permita escoger miembros que representen los grupos característicos de una organización. Dado que la cultura de una organización solo puede ser estudiada mediante los diversos grupos que la conforman, el desarrollo de la muestra debe realizarse basándose en un método de selección que permita escoger personas para describir grupos en una organización.

Finalmente, una pregunta que naturalmente emerge al momento de generar una muestra es cuán grande debe ser esta, es decir, cuantas personas o bien grupos de personas deben ser sumados a la muestra. Esta pregunta no es fácil de responder y depende esencialmente de las características de la población y del objetivo de la investigación. Por una parte depende del tamaño de la población y su grado de héterogeneidad, y, por otro, del grado de amplitud con que se quieran estudiar las dimensiones culturales del riesgo en una organización. Si, por ejemplo, se decide hacer un estudio profundo en una empresa minera y se definen cuatro grupos para la muestra: gerentes, supervisores, operadores máquina y mantenedores máquina, la cantidad de individuos y forma de recolección de información obedecerá en primer lugar a la cantidad de personas que conforman cada grupo. Por lo tanto, es muy probable que, dado que los gerentes en una organización son pocos, al igual que los supervisores, se escojan entre 6 a 8 individuos de cada grupo para realizar entrevistas en profundidad. De esta manera tendríamos entre 12 y 16 entrevistas individuales en profundidad para abarcar los grupos de gerentes y supervisores. En cuanto al grupo de operadores máquina y mantenedores máquina, dado que es probable que estos grupos representen una gran cantidad de trabajadores –entre 200 a 300–, es deseable escoger un método de recolección de información grupal que permita juntar a varios trabajadores, a la vez que es necesario realizar al menos tres sesiones grupales para asegurar redundancia y buena calidad de información. Particularmente, para los grupos de operarios máquina y mantenedores máquina, se estarían seleccionando como doce trabajadores para cada reunión grupal, y se realizarían al menos tres sesiones, lo que suma un total de 72 individuos. Por tanto tendríamos un total de 36 individuos divididos en tres sesiones para el grupo operarios máquina, y 36 individuos divididos en tres sesiones para el grupo mantenedores máquina como parte de la muestra. Como se aprecia, tanto el número de grupos para la muestra –gerentes, supervisores, operadores máquina y mantenedores máquina–, así como el número de individuos que representará cada grupo, depende de las características de la población de la organización, básicamente su tamaño y heterogeneidad. Es fundamental el estudio y comprensión del contexto social de la organización al momento de decidir el tamaño de la muestra. No obstante, como regla general, es importante que una muestra sea lo suficientemente grande como para maximizar la variabilidad en la población, es decir[3], representar de la manera más fiel la diversidad que existe en una organización, pues nunca hay que olvidar

---

[3]   Schensul S., Schensul J., Le Compte M. (1999). *Essential Ethnographic Methods: Observations, Interviews and Questionnaires.* Lanham: Altamira Press.

que el objetivo de la muestra en un DCR es seleccionar personas que representen fielmente todas las categorías de grupos que existen al interior de una organización. Por otro lado, una muestra debe ser lo suficientemente grande como para generar saturación de información, esto es, un nivel de redundancia adecuado que confirme que la información recolectada es suficiente. Esta redundancia se expresa como la repetición de información –conceptos, narraciones, hechos y eventos– que permite verificar que ya no existe información nueva que se pueda seguir extrayendo mediante nuevas personas. Finalmente, es importante destacar que en el caso del muestreo es mejor que exista información sobrante a que se carezca de información. Por lo que si se está ante la duda de ampliar o disminuir la muestra, siempre es mejor ampliarla. Una muestra extensa nunca es un problema; una muestra insuficiente sí lo es.

Recolección de información

La recolección de información es el proceso de recolectar un volumen suficiente de datos a partir de una muestra ya confeccionada para poder realizar un estudio. En un DCR los datos que se recolectan son básicamente datos cualitativos en forma de textos, es decir, información verbal que refleja las vivencias y percepciones que los trabajadores tienen sobre su contexto laboral. La recolección de textos como objeto de análisis es apropiada para un análisis cultural del riesgo por cuanto permite comprender la manera en que las personas hacen sentido y atribuyen significado a su contexto laboral. Facilita la detección de temas principales, patrones recurrentes, significados dominantes, contradicciones, ambigüedades y, en fin, variables de elevada complejidad social que permiten comprender la relación entre la cultura organizacional y la salud laboral. En este sentido, el acceso a la cultura de una organización no puede sino realizarse mediante un volumen considerable de textos que den cuenta de los valores, creencias, arreglos compartidos, identidades, actitudes, procesos y prácticas que los miembros de una organización poseen en su conjunto mediante los cuales orientan sus tareas laborales.

Ahora, si bien el proceso de recolección eminentemente se focaliza en la obtención de textos para acceder a la cultura y detectar las dimensiones culturales del riesgo, la recolección de información debe incluir un proceso de observación inicial en terreno para que el investigador se familiarice con la organización y sus procesos productivos, prácticas, rutinas y las tareas habituales de los trabajadores. Entrevistar a grupos de trabajadores acerca de temas laborales sin tener una noción básica sobre las tareas que desempeñan y las condiciones generales del trabajo es poco recomendable, ya que impide recolectar información de calidad.

El proceso de recolección de información en un DCR se realiza mediante los siguientes métodos cualitativos:

- Observación (participante y no participante).
- Entrevistas semiestructuradas.
- Entrevistas grupales.

1. *Observación (participante y no participante)*

La observación es el simple ejercicio de exponerse al terreno donde se realiza el estudio con el objetivo de aprender de las rutinas y actividades diarias de las personas que comprenden la muestra. En el caso de un DCR, esto significa sencillamente exponerse al ambiente laboral, el lugar físico donde los trabajadores de la muestra desempeñan sus tareas habituales, sea esta una oficina, taller, barco, excavación, bosque, fábrica o una simple sala. Este proceso permite al investigador familiarizarse no solo con el ambiente físico de la organización, sino también con su cultura y organización del trabajo. La observación en terreno permite al investigador hacerse una idea general sobre los procesos productivos, el uso de máquinas, las condiciones físicas del trabajo, el ambiente laboral, los procedimientos, el tipo de demanda –físico, mental–, los arreglos compartidos y, en fin, todas las características particulares de una organización que pueden ser observadas *in situ*. Además, permite distinguir aspectos sociales complejos como las formas de distribución de poder, el liderazgo, las formas de cooperación y competición laboral, y patrones culturales que no son fáciles de distinguir, como discriminación por edad, género, profesión, tipo de contrato, etc.

Es importante notar que el tipo de observación tiene diferente grados de profundidad. Existe la observación participante, donde el investigador se involucra en las actividades laborales o interactúa con las personas, y la observación no participante, donde el observador se mantiene alejado como un mero espectador y solo observa lo que sucede sin participar de las tareas ni interactuar con los miembros de la organización. Aun cuando estas dos formas de observación aparecen muy claras conceptualmente, a veces no resulta fácil de distinguir si el investigador está interactuando o no, ya que en la práctica delimitar qué cuenta o no como interacción no es sencillo. Por lo tanto, es bueno considerar estos dos tipos de observación como un continuo donde los investigadores pueden moverse y situarse en puntos intermedios.

La observación no solo permite al investigador aprender del ambiente social del trabajo, también dispone de un conocimiento local y contextual para guiar las entrevistas de manera precisa y realizar preguntas sobre aquellos aspectos que como observador le parecieron relevantes en relación con la salud y seguridad laboral. Por lo general, un observador externo está más capacitado para reconocer aspectos particulares de la cultura que los propios miembros, quienes, a raíz de la socialización y el acostumbramiento, han perdido la sensibilidad de reconocer las características de la propia cultura. Por tanto, dado que la cultura opera de forma inconsciente en las personas (véase Capítulo 2), la observación en terreno constituye una buena fuente de información para guiar las entrevistas hacia aspectos que los trabajadores no son capaces de visualizar ni de narrar de forma espontánea. Por ejemplo, el color amarillo de los zapatos de seguridad de todos los trabajadores en una empresa constructora llamó profundamente la atención de un investigador, quien al consultarlos descubrió que estos eran un potente factor en la generación de identidad y de malestar laboral. La administración había decidido comprar zapatos de seguridad amarillos para evitar los hurtos. Según la administración, el color amarillo desincentivaría a los trabajadores a hurtarlos, no obstante el hurto constituía una mera sospecha, nada concreto ni probado. Sin embargo esta decisión tenía serias repercusiones en los trabajadores, quienes resentían el hecho de ser tratados como ladrones. Ellos se veían forzados a encarnar una identidad delictiva de forma arbitraria con base en prejuicios sociales, viviendo un clima laboral de desconfianza, hostilidad y persecución. Este tema jamás hubiera salido espontáneamente en las entrevistas si no hubiese sido por la profunda atención que al investigador le provocó el color amarillo de los zapatos durante el proceso de observación.

Finalmente, hay que destacar que el proceso de observación depende considerablemente del marco de referencia del investigador. El significado de lo que se observa está siempre filtrado por el conocimiento y por el marco teórico del cual se dispone. Es difícil que alguien pueda observar, por ejemplo, formas de liderazgo autoritarios, falencias en los mecanismos de control o relaciones sociales deterioradas, si es que no cuenta con las distinciones adecuadas para percibir aquellos fenómenos. Por lo tanto, es indispensable que el investigador que realice la observación en terreno se encuentre empapado de los conceptos e ideas básicas del marco teórico de un DCR (véase Marco Teórico en este capítulo). Es imperativo que quien conduzca la observación esté familiarizado con las dimensiones culturales del riesgo, tales como la capacidad de controlar las tareas, el nivel de demanda de trabajo, el apoyo social para resolver problemas, las interacciones entre las personas, y la distribución de poder en la organización, entre otros (véase Capítulo 3). Sin el apoyo del marco teórico ni de un conocimiento amplio sobre el impacto de los factores de la organización del trabajo y el ambiente social como determinantes de la salud y seguridad laboral la observación puede resultar un proceso pobre en información.

2. *Entrevistas semiestructuradas*

Las entrevistas semiestructuradas constituyen una de las principales formas de recolectar información en un DCR. A diferencia de las entrevistas abiertas, las entrevistas semiestructuradas disponen de una estructura o pauta básica para conducir la conversación con las personas que forman parte de la muestra. Básicamente es un tipo de entrevista que consiste en un set de determinadas preguntas relacionadas con el tópico y objetivo del estudio, en este caso identificar y explicar la interacción de las dimensiones culturales del riesgo en su incidencia sobre la salud y la seguridad laboral. Combina la flexibilidad de una entrevista abierta con la discrecionalidad que impone una pauta de tópico determinada, generando información cualitativa pertinente y detallada.

El set de preguntas preformuladas que componen la pauta nace a partir de la desagregación deductiva de las dimensiones (véase Operacionalización en este capítulo). Es la grilla o mapa que descompone cada dimensión en subdimensiones, factores y variables, la que permite desarrollar las preguntas necesarias para guiar la entrevista. De esta manera, el investigador dispone con anticipación de una pauta con un set de preguntas precisas para guiar la conversación con el entrevistado (véase Diagrama 5.5). Como se aprecia, la entrevista semiestructurada permite recolectar información en profundidad abarcando todos los niveles de la dimensión, esto es, el nivel de subdimension, factor y variable (véase Diagrama 5.3). Esto permite disponer de información detallada y profunda para cumplir con el objetivo de identificar, narrar y explicar cada dimensión.

Diagrama 5.5. Preguntas dimensión de retribución.

Pauta semiestructurada Gerentes

Dimensión de Retribución

¿Qué remuneración reciben los operarios?
- ¿Cómo se compone? –variable, fijo–
- ¿Qué otros beneficios económicos existen? –salud, bonos–
- ¿Cuán conformes cree que están con la retribución económica?

¿Qué otra retribución reciben más allá de lo económico?
- ¿Disponen de posibilidades de aprender y desarrollarse?
- ¿Existen posibilidades reales de hacer carrera interna?
- ¿Tienen seguridad en el empleo?
- ¿Existen formas simbólicas de retribución? –premiaciones–
- ¿Cómo cree que los operarios perciben estos beneficios?

En general, ¿cómo cree que los operarios evalúan la retribución?
- ¿Cree que existe equilibrio entre la retribución y el desempeño?
- ¿Cuán conforme cree que están con la retribución?

Dado que el set de preguntas de una pauta de entrevista tiene como objetivo recolectar la información de diversas dimensiones, es importante, al momento de confeccionar la pauta, agrupar las preguntas según cada dimensión. Esto significa reunir las preguntas por cada dimensión en particular –demanda, control, retribución, equidad, relaciones sociales, etc.– para conducir la entrevista de forma temática. También es bueno ordenar las preguntas según complejidad, partiendo de lo más sencillo y general a lo más complejo. Como se aprecia en el Diagrama 5.4, las preguntas de la dimensión de retribución comienzan con el factor más común y conocido, la remuneración, para luego explorar otras maneras de retribución económica, y finalmente profundizar en formas de retribución más complejas, como el aprendizaje, la seguridad en el empleo y formas simbólicas como premiaciones. Otro aspecto a considerar al confeccionar una pauta de preguntas tiene que ver con el nivel de incomodidad que estas puedan generar. Es recomendable ordenar las preguntas de cada dimensión según el grado de sensibilidad que estas puedan despertar en el entrevistado; de menos a más. En este sentido, no se aconseja comenzar la entrevista explorando la dimensión de retribución, dado que esta es una dimensión bastante sensible. Es bueno comenzar con dimensiones menos amenazantes, tales como el control y autonomía, la demanda, las relaciones sociales, las normas y el liderazgo. Las dimensiones más sensibles, que requieren de un entrevistado más suelto y con mayor confianza, hay que dejarlas siempre para el final. En este sentido, las dimensiones de poder/autoridad, justicia/equidad y de retribución se aconseja ordenarlas para el fin de la entrevista. Finalmente, hay que cuidar que las preguntas estén orientadas al grupo de la muestra que compone el mayor porcentaje de la población en estudio. En el ejemplo del Diagrama 5.4 las preguntas sobre la retribución no interpelan directamente al gerente sino a los operarios. Las preguntas a los gerentes se realizan para comprender la dimensión de retribución de los trabajadores desde la perspectiva del cuerpo gerencial. Dado que los trabajadores componen más del 90% de la población en una organización, y los gerentes y supervisores no más del 7%, las preguntas deben estar dirigidas al grupo mayoritario. Sería un error explorar las dimensiones en torno al grupo de gerentes. Hay que tener claro que los gerentes, jefes y supervisores no son entrevistados para conocer su situación particular sino para comprender en profundidad la situación de la masa de trabajadores que componen la muestra.

No obstante lo útil que resulta disponer de una pauta de preguntas como apoyo para guiar la entrevista, es importante notar que una pauta jamás debe obligar al investigador a cubrir todas las preguntas. La pauta es solo una herramienta para guiar la entrevista, nada más, una forma de apoyar al investigador. La pauta no es un cuestionario a responder. En este sentido, la entrevista debe permanecer lo más flexible posible, de manera de rescatar aquellas dimensiones culturales más relevantes en la organización de manera espontánea. Por tal razón, si la entrevista se concentra tan solo en una dimensión, y el investigador intuye y percibe que aquella dimensión es determinante, no debe forzar la entrevista con el objetivo de abarcar todas las dimensiones. En última instancia, son el conocimiento y experiencia del investigador, sumados al material recolectado mediante el proceso de observación, lo que debe guiar la entrevista. De hecho, lo óptimo es que el investigador pudiera hacer la entrevista sin pauta de apoyo alguna, con el soporte de su propio conocimiento y bagaje. Por esta razón, lo ideal es que el investigador disponga de un conocimiento profundo del marco teórico así como de las dimensiones culturales del riesgo. No obstante, como esto es bastante difícil en la práctica, confeccionar una pauta es de gran utilidad para apoyar al esquema investigador principiante en la tarea de recolectar información.

3. *Entrevistas grupales*

Las entrevistas grupales o "focus group" son discusiones grupales que se desarrollan entre el investigador y un conjunto de personas. Estas pueden ser de carácter informal o formal, esto es, discusiones abiertas sin un tópico específico, o bien discusiones guiadas en torno a un tema previamente definido. El objetivo de las entrevistas grupales es recolectar información de carácter grupal que permita realizar inferencias sobre las opiniones y actitudes de un grupo determinado. Permiten el acceso a información sobre normas sociales, comportamientos, creencias, valores y patrones culturales de un grupo o comunidad.

Dada la gran cantidad de información que proveen sobre la cultura de un grupo determinado, las entrevistas grupales constituyen la herramienta de recolección más importante en un DCR. Las entrevistas grupales permiten obtener información detallada sobre la cultura organizacional y su impacto en la salud y la seguridad de las personas. Entrega un mapa claro y preciso sobre aquellas dimensiones culturales que inciden en la generación de accidentes y enfermedades, permitiendo el desarrollo posterior de intervenciones preventivas culturalmente específicas.

En un DCR las entrevistas grupales se desarrollan en un formato de tipo formal. Bajo la dirección del investigador que actúa como facilitador, se recluta entre 10 a 15 participantes para responder a un set preestablecido de preguntas sobre las dimensiones culturales del riesgo. Al igual que en las entrevistas semiestructuradas, el set de preguntas se obtiene mediante la descomposición de las dimensiones en subdimensiones, factores y variables (véase Operacionalización en este capítulo). No obstante, al igual que en las entrevistas semiestructuradas, el set de preguntas de la pauta es solo un apoyo y no impone la necesidad de cubrir todas las preguntas. Al respecto, es fundamental que el investigador disponga de un conocimiento profundo sobre las dimensiones culturales del riesgo de manera que pueda guiar la entrevista sin recurrir a ninguna pauta de apoyo. Debe ser capaz, en los 90 minutos que –por lo general– dura un grupo de discusión, de identificar las dimensiones culturales más relevantes y gatillar conversaciones entre los miembros en torno a las subdimensiones, factores y variables de las dimensiones críticas. Por ejemplo, si el investigador identifica que la dimensión de justicia y equidad es relevante en su impacto sobre la salud y seguridad, este debiera guiar la discusión en torno a subdimensiones –ej: inequidad en asignación de recursos para realizar las tareas–, factores –ej: uso de máquinas– y variables –ej: camión, grúa, retroexcavadora. Esto permite disponer de un conocimiento específico, claro y profundo que permita describir cómo la dimensión de injusticia e inequidad se manifiesta en la organización y afecta a sus miembros. Describir por ejemplo que la dimensión de inequidad e injusticia ocurre en torno a la asignación de recursos, particularmente en la asignación de máquinas, donde la máquina que los operarios desean manejar y aprender es la retroexcavadora, proporciona un tipo de información culturalmente específico al momento de proponer intervenciones. Más aún si el investigador logra guiar la discusión y detectar que el uso de la retroexcavadora amplía el nivel de estima de los trabajadores, aumenta el estatus al interior del grupo, proporciona bonos abultados, satisface la necesidad de aprendizaje y expande las oportunidades de empleabilidad en el rubro. Como podemos apreciar, la calidad de la recolección de información depende en gran medida de que el investigador disponga de un conocimiento extenso y acabado para guiar la discusión de manera profunda y extraer datos cualitativos significativos. El investigador debe entender el marco teórico conceptual, conocer la amplitud y profundidad de la información a recolectar, y disponer de la flexibilidad apropiada para realizar las preguntas y guiar la discusión. Además, debe ser capaz de mantener el interés y la discusión en torno al tema, incentivando la participación activa de todas las personas y cuidando que jamás la discusión se transforme en una terapia de grupo.

Un aspecto importante de una entrevista grupal en formato formal es el control que se tiene sobre los participantes. En un DCR los participantes a integrar una entrevista grupal se escogen de forma rigurosa, particularmente basándose en el concepto de homogeneidad (véase Desarrollo de la Muestra en este capítulo). La selección se realiza con el objetivo de generar un grupo consistente de personas en cuanto a sus funciones, tipo de trabajo, uso de máquinas, nivel de demanda, extensión de la jornada, turno y salario. El principio a seguir en la selección es la consistencia, es decir, la homogeneidad entre las características de los participantes. No obstante, hay que cuidar que exista cierta variabilidad para asegurar la representatividad del grupo, por ejemplo, que esté conformado por hombres y mujeres, empleados antiguos y nuevos, y en general las características propias del grupo o subgrupo que representan. En general, los participantes seleccionados deben representar de manera fidedigna las características de un grupo –operarios, mantenedores, administrativos, supervisores, etc.– de la población de una organización determinada, ya que la calidad de los datos a recolectar depende de la rigurosidad de la selección. Los datos recolectados en los grupos de discusión pueden ser generalizados en los subgrupos de la población organizacional siempre y cuando la muestra haya sido seleccionada de forma rigurosa y posea un elevado nivel de representatividad.

Una pregunta típica que emerge al desarrollar los grupos de discusión es cuántos de estos se deben realizar. Si bien la cantidad de grupos de discusión a realizar por grupo depende de la heterogeneidad y el tamaño de la población (véase Desarrollo de la Muestra en este capítulo), se reconoce la necesidad de realizar al menos dos grupos de discusión por cada grupo. Esto significa –por ejemplo– realizar dos grupos de discusión para operarios, dos grupos de discusión para mantenedores y dos grupos de discusión para administrativos, sumando un total de seis grupos de discusión para abarcar una organización cuya población se divide en tres grandes grupos. Este número mínimo de dos sesiones de grupos de discusión permite asegurar una captura básica y suficiente de datos como para detectar, identificar y explicar las dimensiones culturales del riesgo en un grupo determinado. No obstante, la mejor manera de discernir la cantidad exacta a realizar es basándose en la llamada saturación de información, esto es, la reiteración y redundancia de información que se recolecta. Si después de tres grupos de discusión los datos obtenidos comienzan a ser repetitivos y redundantes no tiene sentido realizar más grupos de discusión. Por tanto, es la saturación de información la que confirma que los datos recolectados son exhaustivos y suficientes.

Los grupos de discusión necesitan una especial consideración en cuanto a ciertos aspectos prácticos. Al respecto, es importante escoger un lugar y una sala de fácil acceso, que no coloque en riesgo la asistencia de los participantes ni la puntualidad en la llegada. Es necesario que la sala sea lo suficientemente grande como para albergar cómodamente entre 10 a 15 personas. Además, la sala tiene que estar acondicionada de tal manera que los participantes se sientan protegidos y con la privacidad necesaria para entregar sus opiniones y comentarios con franqueza y honestidad. Una sala contigua a la de una jefatura, acústicamente mal sellada o bien vidriada, atenta contra la reserva y confidencialidad que requieren los personas para participar. También es necesario solicitarles permiso para grabar la sesión, ya que la recolección de información se realiza técnicamente mediante una grabadora digital que registra acústicamente la sesión. Si bien esto es algo que puede generar ciertas susceptibilidades entre los participantes, se les puede ofrecer la opción de utilizar un nombre de fantasía durante la reunión para asegurar la confidencialidad. Al respecto, se sugiere explicar a los participantes que los datos recolectados son de propiedad de los investigadores y jamás entregados a la organización ni a los gerentes, a quienes solo se les hace entrega de un informe final sobre la situación de la organización en general. Es necesario asegurar la confidencialidad absoluta de los comentarios vertidos en un grupo de discusión para que las personas participen de forma honesta y distendida. Finalmente, dado que el grupo de discusión tiene una duración aproximada de 90 minutos, es aconsejable disponer de alimento y bebestible para que los participantes no se sientan ansiosos a terminar la sesión por satisfacer sus necesidades fisiológicas –hambre y sed. El alimento disponible no tiene que ser abultado ni en extremo apetitoso sino solo en la cantidad y calidad suficientes como para mantener a los participantes tranquilos. Sandwiches de queso o jamón, galletas dulces, agua mineral, jugo de frutas o bebidas, es lo aconsejable para mantenerlos sin apremio por finalizar y atentos a la discusión.

4. *Cuestionarios (uso desaconsejado)*

El uso de cuestionarios como herramienta de recolección de información merece especial atención porque muchas veces las organizaciones los sugieren con insistencia. Existe un abuso generalizado sobre esta forma de recolección para el estudio de todo tipo de fenómenos en una organización. Básicamente las organizaciones los utilizan porque los cuestionarios permiten ordenar, simplificar y reducir los fenómenos a observar, medir y estudiar. En base a la construcción de ciertas tipologías o categorías generales se desarrolla una serie de preguntas cuyas respuestas tienen por objetivo reflejar fielmente el fenómeno que se está estudiando. Pero, como a continuación veremos, el gran problema de los cuestionarios es que constituye una herramienta superficial y de baja validez para recolectar información cultural. El grado de abstracción y generalización de las categorías y preguntas es tan elevado que por lo general los cuestionarios fallan en identificar, describir y medir fenómenos profundos, multidimensionales y complejos.

En un DCR el uso de cuestionarios como forma de recolección de información se desaconseja. El uso de estos para acceder a la cultura organizacional y detectar las dimensiones culturales del riesgo es absolutamente inadecuado. Los cuestionarios no permiten recolectar información de calidad para identificar aquellas dimensiones de la cultura que generan accidentes y enfermedades laborales. El primer problema es que las personas al enfrentarse a un cuestionario tienen serias dificultades para entender las preguntas o bien las interpretan de forma diferente. Por ejemplo, la siguiente pregunta destinada a conocer el nivel de control "¿Dispone usted de suficiente control para ejecutar las tareas cotidianas?" es tan abstracta y general que los operarios no pueden entender a que se refiere exactamente. ¿Qué es control? ¿Autocontrol? ¿Controlar los movimientos del cuerpo? ¿Las emociones? ¿Saber operar la máquina? ¿Controlar adecuadamente el proceso? Es muy probable que una gran cantidad de operarios respondan afirmativamente que disponen de control cuando en realidad no disponen de este, ya que interpretan la palabra control como un factor motriz, emocional o cognitivo de índole personal. No es sencillo interpretar que el término control tiene que ver con un aspecto social de la organización del trabajo. En cambio, si en una entrevista la pregunta va acompañada de ejemplos concretos, como detener las máquinas, disminuir la velocidad de producción, modificar el número de unidades, escoger los momentos de descanso, participar en la planificación de la producción, etc., es probable que las personas puedan comprender e interpretar correctamente el significado de la pregunta y responder correctamente a ella. Los cuestionarios adolecen de la capacidad de guiar adecuadamente la comprensión e interpretación de las preguntas sobre tópicos profundos y complejos, como en el caso de las dimensiones culturales del riesgo.

Un segundo problema de un cuestionario es el bajo nivel de profundidad que se puede alcanzar con preguntas sobre un tópico determinado. La cultura es intrínsecamente un fenómeno que se manifiesta en la interacción entre personas, por lo que cualquier dimensión que se mida en un cuestionario va a tender a ser superficial[4]. Por ejemplo, ante una típica pregunta de este "De 1 a 7 ¿cómo evalúa usted el liderazgo de su jefatura?", es probable que los trabajadores interpreten correctamente lo que se pregunta y coloquen una nota que realmente refleja lo que ellos perciben, pero la información resultante será superficial. Una nota solo permite inferir el grado con que los trabajadores están satisfechos con el liderazgo ejercido por la jefatura, pero no entrega ninguna pista ni información sobre las posibles causas. Por el contrario, en una discusión grupal donde los trabajadores tienen la posibilidad de graficar, ejemplificar, describir, ironizar, discutir o lamentarse sobre un tópico determinado, el nivel de profundidad y riqueza de información que se obtiene es infinitamente mayor que un cuestionario. Comentarios sobre el liderazgo como "nunca está en terreno", "no sabe hacer la pega", "no soluciona los problemas", "no se le entiende nada", "no nos da confianza", "tiene su grupito de privilegiados", etc., proveen una profundidad que enriquece la comprensión de un liderazgo mal

---

4   Schein E. (2010). *Organizational Culture and Leadership* (4th ed). San Francisco: Jossey-Bass.

evaluado. En este sentido, dado que el objetivo de un DCR no es solo detectar una dimensión cultural, sino además narrarla y explicarla en su manifestación organizacional, un cuestionario resulta una herramienta insuficiente y limitada (véase Objetivo de un DCR en este capítulo). Los cuestionarios no permiten recolectar información profunda para describir el despliegue de cada dimensión cultural y brindar explicaciones contextuales sobre las dimensiones en su impacto sobre la salud y la seguridad. Sobre todo, estos no permiten generar un cuerpo de conocimiento local, particular y específico, abundante en distinciones, descripciones, detalles y particularidades para proveer una orientación clara en el desarrollo de estrategias preventivas exhaustivas e integrales.

Otra dificultad de los cuestionarios como forma de recolección de información es que impide detectar relaciones entre las diferentes dimensiones, impidiendo comprender la totalidad del sistema cultural en su impacto sobre la salud laboral. Al asignar puntajes sobre la base de categorías aisladas, un cuestionario no permite medir la influencia que una determinada dimensión ejerce sobre otra. Un cuestionario solo ofrece información aislada sobre cada dimensión evaluada. Volviendo al ejemplo del liderazgo, un cuestionario impide reconocer la influencia que el liderazgo ejerce sobre las dimensiones de demanda, control, retribución, valores y relaciones sociales. Al respecto, el liderazgo juega un papel clave en la distribución de reconocimiento, la regulación del nivel de demanda, la asignación de control sobre las tareas, la descompresión de los conflictos sociales y la adherencia de valores al interior de la organización. Esta información sobre la interacción entre las diversas dimensiones aparece por lo general de forma espontánea en conversaciones y discusiones fluidas con personas, pero no bajo un régimen estructurado de preguntas cerradas como las que impone un cuestionario. Un cuestionario es incapaz de relacionar las categorías que mide, de brindar información sobre la incidencia e interacción entre las categorías mismas. Su formato cerrado lo impide. Por lo tanto, la forma en que algunas dimensiones magnifican, minimizan, bloquean o anulan otras dimensiones se pierde como información a recolectar, analizar, interpretar y posteriormente intervenir.

En síntesis, un cuestionario es inadecuado como forma de recolección de información en un DCR, un diagnóstico cuyo objetivo es identificar, narrar y explicar la interacción de las dimensiones culturales del riesgo en su incidencia sobre la salud y la seguridad laboral de las personas. Esto sucede básicamente porque los cuestionarios: primero impiden guiar adecuadamente la comprensión e interpretación de las preguntas sobre las dimensiones culturales del riesgo, segundo no permiten recolectar información profunda para describir el despliegue de cada dimensión en su impacto sobre la salud y la seguridad, y tercero impiden detectar la interacción dinámica entre las diferentes dimensiones culturales del riesgo. En su conjunto, estas deficiencias no permiten construir a partir de la información recolectada un cuerpo de conocimiento profundo y detallado para orientar el desarrollo de estrategias culturalmente específicas para reducir los accidentes y las enfermedades en una organización.

Análisis e interpretación de datos

El proceso de recolección de información anteriormente expuesto nos deja con un gran volumen de datos de una muestra representativa sobre un tópico en particular, en este caso, la relación entre la cultura organizacional y la salud y la seguridad laboral. Estos datos de índole cualitativa constituyen básicamente un conjunto de narraciones y expresiones verbales que reflejan las vivencias, percepciones y significados que las personas tienen sobre su trabajo. Son datos en forma de textos que permiten acceder a la influencia que la cultura organizacional posee sobre la salud y la seguridad. Ahora bien, es importante notar que este conjunto de textos no es autoexplicativo, es decir, no provee mediante su lectura de explicaciones ni descripciones sobre las dimensiones culturales del riesgo. Es necesario que estos textos sean ordenados, categorizados, codificados, contabilizados e interpretados para denominar, narrar y explicar las dimensiones culturales del riesgo de la población organizacional. En otras palabras, para que los datos recolectados "hablen" tienen que pasar por un proceso riguroso de análisis e interpretación.

El análisis y la interpretación constituyen un proceso de dos etapas que permite ordenar y dar significado al conjunto de datos recolectados para luego generar los resultados. Mientras el análisis permite reducir la información para extraer un conjunto de ideas y conceptos esenciales, la interpretación permite hacer sentido y atribuir significado a aquel conjunto de ideas. El análisis refina la información; la interpretación genera conocimiento. En este sentido, es más sencillo ver el análisis como un proceso de disección y división de la información en componentes menores, y la interpretación como un proceso de atribución de significado y explicaciones para brindar comprensión sobre el fenómeno en estudio. Estas etapas en la generación de resultados no son de dominio general, y la verdad es que pocos investigadores las distinguen con claridad. No obstante, es necesario conocer con precisión las diferencias de ambas etapas y en particular cómo llevarlas a cabo, pues en un DCR estas etapas son las que demandan la mayor cantidad de tiempo, conocimiento teórico y esfuerzo intelectual. Más del 70% de un DCR se concentra sobre las actividades de análisis e interpretación de datos.

El análisis tiene como principal objetivo reducir la voluminosa cantidad de información recolectada en unidades menores. Para esto recurre esencialmente a agrupar los datos similares, generar categorías de datos y codificarlos de forma lógica. Esto permite al investigador transformar un cúmulo de textos desordenados, redundantes, opacos, confusos y a veces contradictorios, en una colección menor de categorías lógicas según el marco teórico del estudio. El análisis, como proceso de reducción y orden, permite descubrir patrones o temas recurrentes entre la enorme cantidad de recolección generada. Esto a su vez permite contabilizar los temas o patrones e inferir mediante su repetición la importancia relativa que tienen dentro del contexto total. En el caso de un DCR, el análisis permite seleccionar los textos que aluden a las dimensiones del riesgo, agrupar aquellos textos, categorizarlas y codificarlas bajo las dimensiones correspondientes.

La interpretación tiene como principal objetivo hacer sentido de las categorías y subcategorías de datos identificados en la etapa de análisis, y proveer significado y explicaciones sobre estas mismas categorías en su impacto sobre la salud y la seguridad laboral. Esto implica narrar, describir, inferir, explicar y relacionar las categorías de datos –en este caso las dimensiones del riesgo identificadas– así como su interacción y relevancia relativa dentro del contexto organizacional. Esta etapa provee una narración y explicación clara y detallada sobre cada dimensión, así como su interacción con otras dimensiones en su incidencia en la salud y la seguridad laboral. Esencialmente permite visualizar cómo ciertos aspectos de la cultura organizacional como rutinas, valores, procesos y prácticas, que por lo general son tomadas como algo normal en la vida cotidiana, inciden en la generación de accidentes y enfermedades del trabajo. De esta manera, mientras el análisis permite identificar las dimensiones del riesgo a partir del conjunto de datos recolectados, la interpretación permite distinguir y explicar la manera particular en que cada dimensión del riesgo se manifiesta y sus implicancias en la salud y la seguridad. Como veremos a continuación, tanto el análisis como la interpretación basan su ejecución principalmente en el marco teórico, esto es, el conjunto de ideas, conceptos, hipótesis y teorías provenientes modelo de las determinantes sociales de la salud en el trabajo.

Un último punto a considerar en las etapas de análisis e interpretación es la manera práctica de cómo llevarla a cabo. Si bien este proceso dual se puede realizar con lápiz y papel, se recomienda utilizar un software especializado para el análisis de grandes volúmenes de datos. Para estos efectos un CAQDAS (Computer Assisted Qualitative Data Analysis Software) es lo más recomendable, ya que facilita enormemente la administración de los datos y la ejecución de las funciones de identificación, selección, clasificación, codificación, agrupación y significación.

1. *Cómo analizar la información*

Comprender que el análisis es el proceso de reducir la información recolectada en unidades menores mediante la agrupación, la generación de categorías y la clasificación de datos no es suficiente. Para realizar un análisis de forma correcta es necesario conocer en mayor detalle cómo ejecutar los pasos del proceso. Es importante saber exactamente cómo descubrir, ordenar, agrupar y clasificar los datos para identificar las dimensiones del riesgo. Al respecto, es importante notar que todas las etapas del análisis son guiadas mediante el concepto de congruencia. Tanto en la identificación, selección, clasificación, codificación y agrupación se utiliza la congruencia –esto es, la coherencia entre los datos y el marco teórico– para ejecutar cada etapa. Esto implica que para realizar el análisis el investigador debe poseer cabal conocimiento del marco teórico, ya que una y otra vez se verá compelido a comparar los datos recolectados con la teoría (véase Marco Teórico en este capítulo).

El análisis en un DCR se basa en la operacionalización, esto es, el conjunto de instrucciones que indican cómo medir una variable que ha sido conceptualmente definida (véase Operacionalización en este capítulo). Al respecto, la operacionalización indica que la medición de las dimensiones culturales del riesgo ha de realizarse mediante una serie de distinciones. Para esto la operacionalización establece con precisión los límites conceptuales de cada dimensión cultural para poder distinguirlas, y define los componentes para reconocer las distinciones como representaciones válidas de cada dimensión cultural. Acorde con la operacionalización, el análisis se caracteriza por ser un proceso deductivo, esto es, un proceso de ordenar y agrupar desde lo superior a lo inferior. Comienza por identificar inicialmente el nivel conceptual para luego ordenar, agrupar y clasificar los datos recolectados según las categorías del marco teórico. A nivel general, el análisis es sencillamente ordenar los datos recolectados según los conceptos y categorías del marco teórico, es decir, según su congruencia con las dimensiones culturales del riesgo. En concreto, significa leer todas las transcripciones de las entrevistas grupales e individuales y asignar a las frases y párrafos códigos que representan a cada dimensión.

El proceso de análisis comienza con la revisión profunda de los textos, esto es, el material recolectado mediante las entrevistas grupales y las entrevistas en profundidad. El objetivo de esta lectura profunda es filtrar todos los textos a través del marco teórico. Este filtraje significa simplemente identificar y seleccionar aquellas respuestas o citas de los entrevistados congruentes con alguna dimensión cultural y eliminar aquellas que no tienen congruencia. Específicamente permite cumplir con el objetivo inicial de detectar las dimensiones del riesgo en una organización (véase Objetivo de un DCR en este capítulo). Este proceso de filtraje reduce la gran cantidad de información recolectada, separando aquella información congruente con el marco teórico de aquella que no lo es. Esta reducción permite eliminar por lo general un 70% de todos los textos recolectados. Al término de este proceso el investigador se encuentra con un conjunto de respuestas o citas disgregadas congruentes con una o varias dimensiones del riesgo.

Una vez que el proceso de filtraje ha concluido es posible comenzar con el proceso de clasificación. Esta etapa consiste en leer con mayor detalle el material seleccionado para poder clasificar cada respuesta o cita según una dimensión cultural específica. Particularmente permite cumplir con uno de los objetivos centrales de un DCR, denominar las dimensiones culturales del riesgo (véase Objetivo de un DCR en este capítulo). Esto parece a simple vista bastante fácil, pero es en la práctica no lo es, ya que muchas veces es necesario leer una y otra vez el texto para comprender realmente su significado y poder clasificar exactamente a qué dimensión o a qué aspecto de la dimensión corresponde. En el Ejemplo 5.1 es posible apreciar que el cansancio que expresan los trabajadores no corresponde al aspecto cuantitativo/físico de la dimensión de demanda –como uno tendería a creer– sino al aspecto cualitativo/mental. En este caso los trabajadores ocupan la palabra "cansancio" para expresar la monotonía y el aburrimiento que sufren a causa de estar siempre haciendo lo mismo en las líneas de producción. No comprender que la palabra "cansancio" significa "monotonía" sería un gran error ya que impediría distinguir que el riesgo percibido es la monotonía, impidiendo el desarrollo futuro de estrategias para reducir el tedio y ampliar la capacidad de los trabajadores de estar atentos a las señales de riesgo.

EJEMPLO 5.1

CANSANCIO COMO MONOTONÍA – EXTRACTO DE UNA ENTREVISTA GRUPAL.

ENTREVISTADOR: En general, ¿cuál dirían que es el sentimiento predominante que sienten durante el trabajo?

PARTICIPANTE 1: Cansancio.

PARTICIPANTE 2: Sí, mucho cansancio.

PARTICIPANTE 3: La verdad estamos todos muy cansados.

PARTICIPANTE 2: Cansados de estar haciendo siempre lo mismo.

PARTICIPANTE 4: Es que de verdad cansa el tema.

PARTICIPANTE 1: Claro, uno necesita hacer cosas diferentes.

PARTICIPANTE 3: Que por lo menos hubiera rotación en las líneas. Para hacer algo diferente, digo yo.

Al proceso de clasificación le sigue el proceso de codificación y agrupación. La codificación es como un etiquetado, simplemente nombres que se asignan a un conjunto de respuestas o citas similares ya clasificadas. En un DCR los códigos provienen de los conceptos y las categorías del marco teórico, específicamente de las dimensiones culturales del riesgo. A partir de la descomposición de cada dimensión (véase Operacionalización en este capítulo) se obtienen las subdimensiones, los factores y las variables en torno a los cuales los datos se codifican y ordenan. Cada respuesta o cita clasificada es codificada de acuerdo con la estructura interna de cada dimensión cultural del riesgo, donde las subdimensiones, los factores y las variables asumen el rol de códigos.

El proceso de codificación comienza desde lo inferior a lo superior, desde lo concreto a lo abstracto, donde el nivel inferior lo constituyen las respuestas o citas mismas. Cada respuesta o cita se codifica como un ítem, un elemento particular susceptible a ser ordenado en códigos de niveles superiores. En este sentido, los ítems constituyen el nivel más concreto de observación, pues corresponden a las respuestas o citas textuales que los entrevistados entregan. Estos ítems se codifican al nivel de las variables –el nivel que le sigue en su grado de abstracción– las que a su vez se codifican bajo factores, y estos en subdimensiones, las que finalmente se codifican bajo la dimensión particular misma (véase Diagrama 5.6). Como se aprecia, la codificación corresponde a una asignación de códigos desde lo concreto –los ítems– hasta lo más abstracto, la dimensión cultural del riesgo. Esta forma de codificación permite hacer importantes distinciones a nivel de cada dimensión, enriqueciendo el análisis y dotándolo de una gran profundidad conceptual, pues codificar el trabajo monótono que sufren los trabajadores a nivel de la dimensión –esto es solo como parte de la dimensión de demanda– impide diferenciar, comparar y contabilizar con otros fenómenos que también forman parte de la dimensión de demanda pero que cualitativamente son diferentes, como por ejemplo el trabajo estresante (véase Diagrama 5.6).

La codificación constituye al mismo tiempo una forma efectiva de ordenar la información, ya que permite agrupar la enorme cantidad de citas en torno a las dimensiones culturales del riesgo y sus niveles de profundidad. Esta agrupación facilita enormemente la comprensión de cómo las dimensiones culturales se manifiestan en una organización, ya que reduce las citas a un conjunto pequeño conceptos del marco teórico que aportan significado y sentido. En esta etapa del análisis ya es posible comenzar a vislumbrar lo que van a constituir los resultados finales. Además, gracias a que los ítems se pueden sumar y contabilizar es posible dimensionar la relevancia de una dimensión en comparación con otra. Al respecto, una dimensión con mayor cantidad de ítems supone una mayor sensibilidad por parte de la población a la dimensión en exposición.

Diagrama 5.6. Codificación por subdimensiones, factores y variables.

ANÁLISIS DIMENSIÓN DE DEMANDA

SUBDIMENSIÓN: DEMANDA CUALITATIVA

FACTOR: DEMANDA PSICOLÓGICA

VARIABLE: TRABAJO MONÓTONO (SUBDEMANDA)

ÍTEMS

• Cansancio.
• Sí, mucho cansancio.
• La verdad estamos todos muy cansados.
• Cansados de estar haciendo siempre lo mismo.
• Es que de verdad cansa el tema.
• Claro, uno necesita hacer cosas diferentes.
• Que por lo menos hubiera rotación en las líneas. Para hacer algo diferente, digo yo.

SUBDIMENSIÓN: DEMANDA CUANTITATIVA

FACTOR: DEMANDA PSICOLÓGICA

VARIABLE: TRABAJO ESTRESANTE   (SOBREDEMANDA)

ÍTEMS

• Si la verdad no alcanzamos.
• Todo el día corriendo, apurado.
• Comienzo el día sabiendo que no voy a alcanzar. No sé quién coloca estos objetivos.
• Además que el XXX no sabe filtrar la presión. Nos llega directo.

Con el término de la etapa de codificación se puede dar por finalizado el proceso de análisis. Ahora el investigador cuenta con un reducido conjunto de textos clasificados y ordenados según los conceptos y categorías del marco teórico, es decir, según las dimensiones culturales del riesgo. Puede entonces el investigador comenzar el proceso de la interpretación, proceso de atribución de significado que se describe a continuación.

2. Cómo interpretar la información

Un error común entre los investigadores novicios es creer que los resultados se pueden derivar directamente del análisis. Si bien un buen análisis entrega información pertinente y valiosa sobre las diferentes dimensiones culturales del riesgo existentes en una organización, esta información no es suficiente para desprender resultados de forma directa. No es posible desarrollar un informe mediante los datos codificados del análisis. Al respecto, hay que recordar que el análisis no es más que un conjunto de citas aisladas codificadas y agrupadas según un marco teórico. Más aún, el análisis no es más que una reducción ordenada de datos previamente obtenidos en la recolección de información. Esto no quita mérito al proceso de análisis, que en sí mismo es un proceso riguroso, exigente y demandante intelectualmente, pero coloca en perspectiva que un DCR no acaba con el análisis. El análisis solo provee información refinada y ordenada, pero información al fin y al cabo, no un cuerpo de conocimientos específicos sobre el tópico en estudio. El conocimiento y por ende los resultados aparecen recién durante el proceso de interpretación, esto es, la atribución de significado y sentido a las categorías y subcategorías de datos que emergen durante el proceso de análisis. Es en el proceso de interpretación donde el investigador tiene la tarea de generar conocimiento a partir de la información analizada. En esta fase, el investigador utiliza el conjunto de citas codificadas y agrupadas como evidencia para narrar, relacionar, inferir, conjeturar, explicar, reconstruir y, en fin, desarrollar un set de proposiciones fundadas por el marco teórico y su experiencia en el ámbito. En síntesis, la interpretación puede ser comprendida como la tarea intelectual de generar conocimiento a partir de un conjunto de datos analizados.

El marco teórico es clave para realizar el proceso de interpretación. Si bien este marco guía permanentemente todas las fases del diagnóstico, es en la etapa de interpretación cuando adquiere su mayor relevancia. Esto sucede porque es el marco teórico –el set de ideas, conceptos, hipótesis y teorías– el que permite en gran medida atribuir significado, dar sentido, relacionar, asociar y expandir la significancia de las citas previamente analizadas. Este es fundamental para que el investigador desarrolle un conjunto de narraciones y explicaciones contextuales sobre cómo las dimensiones culturales de la organización inciden en la salud y seguridad de los miembros. No obstante, también el conocimiento y la experiencia que el investigador posea en el campo es vital al momento de interpretar. Mientras más experiencia y conocimiento posea el investigador, mejores asociaciones, inferencias y explicaciones podrá proveer al momento de interpretar los datos.

El proceso de interpretación nos lleva de regreso al punto de partida de un DCR, esto es, el objetivo que persigue un DCR. En este sentido, la interpretación debe ser capaz de dar respuesta al objetivo general de un DCR: identificar y explicar la interacción de las dimensiones culturales del riesgo en su incidencia sobre la salud y la seguridad laboral (véase Objetivo de un DCR en este capítulo). Pero para ser más preciso, la interpretación debe en realidad cumplir con los objetivos de distinguir, relacionar y explicar las dimensiones y su incidencia, ya que gran parte de la identificación y denominación de cada dimensión del riesgo se logra en la fase de análisis. En este sentido, la fase de interpretación debe cumplir con: a) distinguir el despliegue particular de cada dimensión cultural del riesgo, b) exponer la interacción entre las diferentes dimensiones culturales del riesgo identificadas, y c) brindar explicaciones contextuales sobre las dimensiones culturales en su impacto sobre la salud y la seguridad. El cumplimiento de estos tres puntos permite a un DCR generar un completo informe cuyo propósito es generar un cuerpo de conocimiento local, particular y específico sobre la cultura de una organización en su incidencia sobre los accidentes y las enfermedades del trabajo, de manera de proveer una orientación para el desarrollo de acciones preventivas.

Inicialmente, el proceso de interpretación comienza con una narración detallada de cada dimensión del riesgo encontrada en la organización. Basado en el conjunto de citas codificadas el investigador debe ser capaz de armar y construir una narración coherente y fundada de cómo cada una de las dimensiones se manifiesta y despliega. Cada dimensión tiene que ser denominada y distinguida en todos sus niveles, es decir, en cuanto a sus subdimensiones, factores y variables. Por ejemplo, en caso que los resultados arrojen la existencia de una cultura donde la productividad y el logro de los objetivos inducen al incumplimiento de procedimientos de seguridad, al aumento excesivo del ritmo de trabajo y al refuerzo de actitudes competitivas, desleales y poco solidarias entre los trabajadores, es necesario que el investigador relate la dimensión tomando en cuenta todos los niveles que la componen (véase Diagrama 5.7). El investigador debe expandirse sobre los niveles, tomando en cuenta el nivel de subdimensiones y explicarlo –el predominio de los valores de adaptación externa por sobre los de integración interna–, exponer conceptualmente el peligro que generan los factores –la orientación desproporcionada por productividad, el logro de objetivos y la competitividad–, y relatar cómo se manifiestan las variables –el incumplimiento de procedimientos, el aumento del ritmo de trabajo y la falta de coordinación entre los turnos. Tal como lo muestra el Ejemplo 5.2, una narración que tome en cuenta todos los niveles permite comprender exactamente cómo los valores son percibidos y vividos por los miembros de la organización. Esta forma de distinguir y narrar cada dimensión permite generar un conocimiento local, exhaustivo y culturalmente específico para orientar las acciones preventivas.

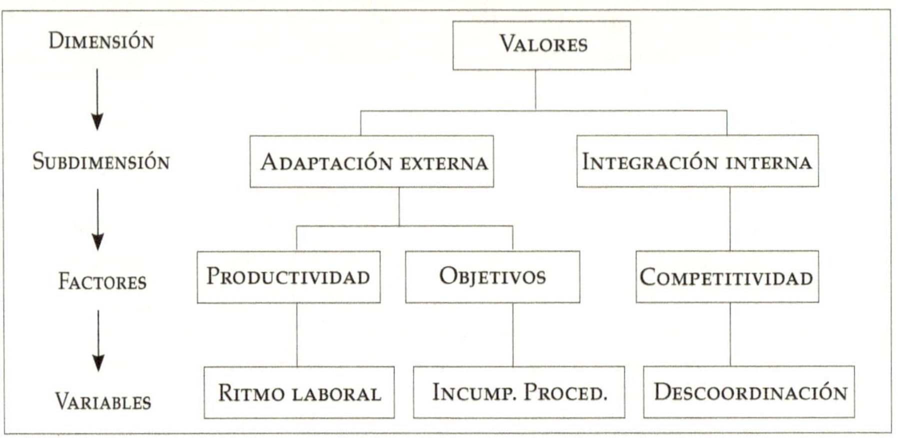

EJEMPLO 5.2

RELATO Y EXPLICACIÓN DE LA DIMENSIÓN DE VALORES

El siguiente relato constituye un extracto del informe de un estudio realizado por Finkelstein en 2012 en una empresa manufacturera. (Este relato ha sido alterado parcialmente con el propósito de ilustrar en profundidad cómo relatar una dimensión.): "Los valores de la empresa se ubican predominantemente en torno a la función de adaptación externa, esto es, el crecimiento económico de la organización. Este predominio de valores orientados al crecimiento de la organización en desmedro de la función de la integración interna, cuyo objetivo es regular la relación entre los miembros, constituye un importante factor de riesgo laboral. La producción y el logro de objetivos se instauran como los valores predominantes del ambiente laboral, incidiendo en la ejecución de las tareas, el respeto a los procedimientos, el ritmo de trabajo y las pausas de descanso. El marcado énfasis sobre la productividad hace que los operarios se sientan presionados por terminar lo antes posible, no tomar pausas de descanso y acelerar el ritmo de trabajo al máximo. Esto los expone a un desgaste físico importante por no contar con pausas adecuadas, ni poder controlar los tiempos de ejecución, estando expuestos a errores involuntarios a causa del agotamiento físico que muchas veces derivan en golpes, cortes o atrapamientos. Por otro lado, esta excesiva orientación hacia la producción genera un desgaste psíquico importante que se manifiesta como irritación emocional y un malestar generalizado, deteriorando el clima social. En cuanto al logro de los objetivos, los operarios entienden que está bien y es "normal" eludir los procedimientos de seguridad para garantizar las metas. Operarios sin las competencias ni las certificaciones necesarias realizan reemplazos en máquinas de alto riesgo con el objetivo de alcanzar las metas semanales en evidente transgresión de los protocolos más básicos. Los operarios evaden de forma rutinaria los procedimientos de seguridad para alcanzar las metas, situación que no solo no es amonestada sino que es alentada por los mismos supervisores. Es tan elevado el predominio de la productividad y el logro de metas que estos valores invaden el ámbito de la integración interna activando valores afines como la competitividad. En este sentido, la productividad y el logro de metas refuerzan actitudes competitivas y desleales entre los mismos operarios. Esto se evidencia en la rivalidad entre los diferentes turnos, quienes en su deseo por vencer a sus contrincantes mediante mejores cifras desatienden las tareas de coordinación y planificación con el sentido de entorpecer la labor del turno rival. La solidaridad y el apoyo, valores tan importantes para la ejecución de tareas complejas y de alto riesgo, quedan totalmente excluidas del sistema cultural a causa de la predominancia de valores puramente instrumentales".

Una vez que cada dimensión ha sido relatada en su despliegue particular en la organización se puede abordar la interacción dinámica entre las dimensiones. La interacción dinámica se refiere simplemente a la forma en que las dimensiones se relacionan y afectan. Cabe recordar que por lo general las dimensiones culturales del riesgo no se manifiestan de forma aislada ni independiente sino, por el contrario, se expresan en estrecha interacción unas con otras. Las dimensiones coexisten entre sí y se afectan de diversas maneras, a veces reforzando, anulando y neutralizando. Reconocer que las dimensiones son interdependientes es fundamental en un diagnóstico, ya que permite comprender que muchas veces las estrategias de intervención van a implicar el ajuste de más de una dimensión para poder mejorar un riesgo específico.

Para abordar el fenómeno de interacción es necesario releer en profundidad los relatos de cada dimensión. Esto permite descubrir relaciones, asociaciones, consistencias y paradojas entre las mismas dimensiones. Aun cuando parezca algo complejo, la verdad es que este ejercicio es bastante más sencillo de lo que parece, pues por lo general las interacciones se evidencian desde un primer momento. Si volvemos al Ejemplo 5.2 podemos apreciar claramente, y sin mayor esfuerzo intelectual, que existen otras dimensiones en juego aparte de la dimensión de valores. En el Ejemplo 5.2 el problema no solo se encuentra en la excesiva predominancia de los valores de productividad y en el cumplimiento de metas sino también en variables relacionadas con la dimensión de control y la dimensión de liderazgo. Al respecto, la carencia de control y autonomía juega un rol fundamental ya que amplifica los efectos nocivos de la productividad al impedir que los trabajadores puedan regular el ritmo de trabajo, tomar las pausas de descanso necesarias y participar en el desarrollo de las metas de producción. En este sentido, si el trabajador gozara de control sobre los tiempos de ejecución y el diseño del trabajo la presión de los valores dominantes se vería amortiguada. Por otro lado, la complicidad de un liderazgo débil es también evidente en la relación con la dimensión de valores. El supervisor no solo debería no tolerar el incumplimiento de procedimientos de seguridad por lograr las metas, también debe reprochar aquella conducta y declarar públicamente que esta no será aceptada. Además, si el líder mantuviera un discurso en torno a evitar responder ciegamente a la presión por los tiempos de producción y a detener las máquinas y tomar las pausas de descanso necesarias, la seguridad comenzaría efectivamente a predominar por sobre la productividad y el logro de metas. Como se aprecia, para abordar exitosamente la dimensión de valores no solo basta con tomar acciones correctivas en torno a aquella dimensión. Es necesario al mismo tiempo abordar otras dimensiones que interactúan con la dimensión central, dimensiones interdependientes que refuerzan los efectos dañinos que valores puramente instrumentales generan en la salud y la seguridad laboral.

Un aspecto crítico y central que nunca debe perderse de vista durante el proceso de interpretación es que el objetivo primordial de esta es brindar explicaciones contextuales sobre las dimensiones culturales en su impacto sobre la salud y la seguridad laboral. El fin de distinguir y narrar cada dimensión así como relacionar sus interacciones dinámicas es básicamente proveer conocimiento sobre la salud y la seguridad laboral en una organización. Por tanto, toda narración, asociación, inferencia y explicación que el investigador genera a partir del conjunto de citas codificadas y agrupadas tiene que ser capaz de brindar luz sobre los accidentes y las enfermedades laborales. Esto jamás debe escapar de la mente del investigador. Generar largas y detalladas narraciones sobre las dimensiones culturales y la manera en que estas interactúan sin relacionarlas con su incidencia en la salud y la seguridad de las personas no tiene valor alguno en un DCR. Todas las asociaciones, inferencias y explicaciones que se desarrollan deben siempre ser capaces de responder en determinado grado a la pregunta de cómo la cultura incide e impacta en la producción de accidentes, enfermedades y malestar en el trabajo. En este sentido, la interpretación como proceso de atribución de sentido y significado es el proceso de construir y desarrollar a partir de las citas codificadas un set de proposiciones fundadas de cómo la cultura organizacional incide en la salud y la seguridad laboral. El gran objetivo de la interpretación es revelar cómo ciertas dimensiones de la cultura organizacional –que por lo general pasan desapercibidas y son tomadas como algo natural del ambiente laboral– inciden en la generación de accidentes y enfermedades del trabajo.

Una vez que el proceso de interpretación ha finalizado el investigador está habilitado para comenzar a confeccionar un informe. El gran beneficio de la interpretación es que permite derivar resultados de forma directa mediante los cuales el investigador puede desarrollar un documento sobre cómo la cultura organizacional incide en la salud y la seguridad laboral. El hecho que la interpretación permita contar con narraciones densas y detalladas sobre cada dimensión, así como de las interacciones entre diversas dimensiones, constituye material suficiente para confeccionar un completo informe que resuma los hallazgos encontrados. Ahora el investigador dispone del material necesario para presentar los hallazgos en forma de resultados.

Informe: presentación de resultados

Si bien la interpretación permite desprender los resultados de forma directa, la presentación de estos puede ser un verdadero desafío para quienes no están acostumbrados a trabajar con datos cualitativos. Por lo general el volumen del material es tan abundante que puede generar agobio en el investigador al momento de comenzar a desarrollar el informe. Hay que recordar que al término del proceso de interpretación el investigador cuenta con narraciones fragmentadas, extensas y detalladas sobre las dimensiones del riesgo y sus interacciones dinámicas en su impacto sobre la salud y la seguridad, por lo que la tarea de sintetizar, ordenar y presentar un informe unificado no debe subestimarse. Sin embargo, la tarea de presentar los resultados puede verse bastante facilitada si se dispone con anticipación de estrategias de cómo presentar la información como un cuerpo de conocimiento inteligible, integrado y completo.

El criterio principal que se recomienda para confeccionar el informe de un DCR es ordenar y presentar los resultados desde lo general a lo particular, de manera que el lector se pueda introducir en el tópico del estudio y los resultados de forma gradual. Para esto se sugiere la utilización de las siguientes estrategias en la construcción de los resultados en el mismo orden que se describen:

- Diagrama conceptual.
- Diagrama de Venn.
- Taxonomías.
- Narración temática y colección de citas.
- Diagrama de red causal.

1. *Diagrama conceptual*

Un diagrama conceptual permite representar de forma gráfica las dimensiones culturales del riesgo identificadas en una organización. Constituye una estrategia visual simple que permite apreciar de forma general los hallazgos del estudio, es decir, las dimensiones identificadas que inciden en la ocurrencia de accidentes y enfermedades. Por otro lado, permite recordar visualmente tanto el objetivo como el marco teórico de un DCR, esto es, la necesidad de comprender las dimensiones culturales de una organización en su incidencia sobre la salud y la seguridad en una organización. Como se aprecia en el Diagrama 5.8, un diagrama conceptual es muy útil para introducir al lector en los resultados sin perder de vista el tópico del estudio.

Diagrama 5.8. Diagrama conceptual.

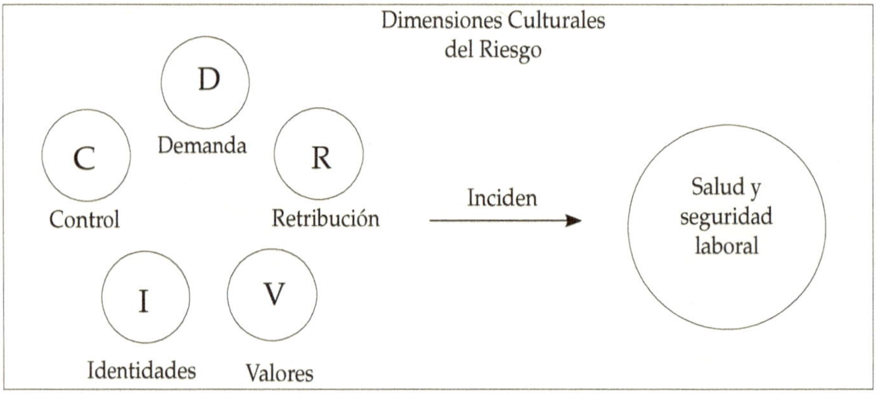

2. *Diagrama de Venn*

Mediante un diagrama de Venn se puede graficar la forma en que las dimensiones del riesgo identificadas se distribuyen entre los diferentes grupos de miembros en una organización. Es extremadamente útil para visualizar cómo las dimensiones se superponen entre las diversas categorías de grupos que comprenden la organización. Al respecto, hay que recordar que la cultura organizacional es un fenómeno discontinuo y fragmentado que se expresa a través de distintos grupos de miembros como subculturas (véase Capítulo 2). Por lo tanto, resulta natural que las dimensiones no se distribuyan de forma homogénea sino, al contrario, de forma desigual según las características propias de los grupos, tales como el tipo de trabajo, el nivel de demanda, la extensión de la jornada y el salario. El Diagrama 5.9, que ilustra la distribución de las dimensiones entre los grupos contratados y los subcontratados, permite ver que el grupo de ope-

rarios subcontratados se encuentra en una situación de mayor vulnerabilidad
por cuanto acumula una mayor cantidad de dimensiones del riesgo. También
permite visualizar que las dimensiones de demanda y valores son compartidas
por ambos grupos, lo que sugiere una estrategia conjunta para administrarlas.

Diagrama 5.9. Diagrama de Venn.

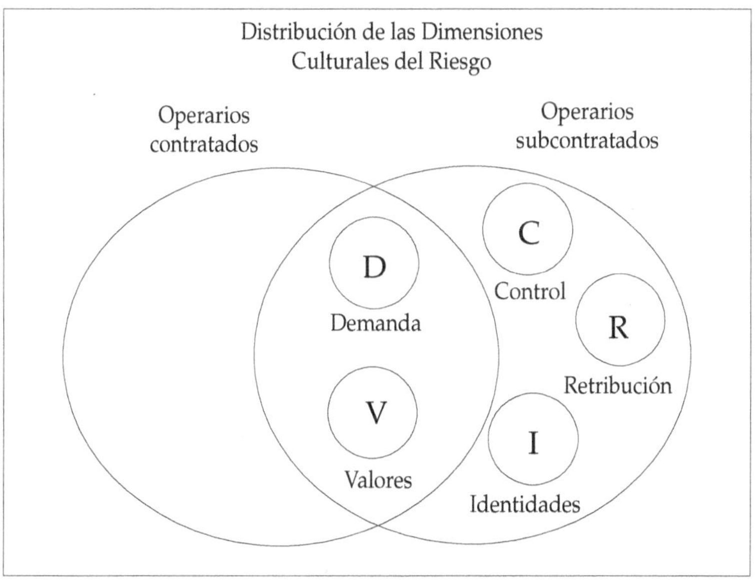

3. *Taxonomías*

Las taxonomías se utilizan para ilustrar una estructura jerárquica en la clasificación de los elementos de un fenómeno en estudio. En un DCR las taxonomías
son muy útiles para visualizar la profundidad de cada dimensión cultural del
riesgo. Permiten distinguir claramente los niveles de cada dimensión –subdimensión, factores, variables– así como elementos que pertenecen a cada uno de
los niveles (véase Diagrama 5.10). El orden vertical de las taxonomías facilita
enormemente la lectura permitiendo adentrarse con facilidad en la profundidad de cada dimensión del riesgo identificada. Las taxonomías constituyen un
primer esbozo de profundidad de cada dimensión del riesgo identificada en
una organización.

Diagrama 5.10. Taxonomias.

1. DIMENSIÓN DE RETRIBUCIÓN
    1.1. Estima
        1.1.1.   Baja estima por trabajos fragmentados
    1.2. Económica
        1.2.1.   Bonos
            1.2.1.1.   Bono producción estimula el ritmo de trabajo
            1.2.1.2.   Bono por metas desincentiva uso de EPP
    1.3. Aprendizaje
        1.3.1.   Inequidad en oportunidades de desarrollo genera rivalidad
        1.3.2.   Carencias políticas claras de promoción
    1.4. Seguridad en el empleo
        1.4.1.   Temor a perder el trabajo impide el reporte de incidentes

2. DIMENSIÓN DE VALORES
    2.1. Valores de adaptación interna
        2.1.1.   Competitividad
            2.1.1.1.   Aumento descoordinación entre turnos
    2.2. Valores de adaptación externa
        2.2.1.   Productividad
            2.2.1.1.   Aumento ritmo laboral
        2.2.2.   Objetivos
            2.2.2.1.   Incumplimiento de procedimientos

4. *Narración temática y colección de citas*

Esta forma de presentar resultados se caracteriza por relatos extensos, detalla-dos y específicos sobre un patrón o un tema significativo, acompañado por un conjunto de citas textuales como evidencia y sustento. En un DCR la narración temática y colección de citas constituyen la parte central de un informe, en circunstancias que abarca en detalle y especificidad cada dimensión identificada. La narración temática permite extender, detallar, clarificar y explicar la información que las taxonomías entregan inicialmente sobre cada dimensión detectada. Si bien las taxonomías proveen de profundidad al identificar los niveles de cada dimensión –subdimensiones, factores y variables–, la información de las taxonomías carece de la extensión y el detalle necesarios para comprender adecuadamente cada dimensión. En este sentido, la narración temática viene a complementar a las taxonomías mediante la entrega de detalles, explicaciones, relaciones e inferencias, proveyendo del conocimiento necesario para compren-

150

der la manera en que las dimensiones se despliegan en su incidencia sobre la salud y la seguridad laboral. Por otro lado, la colección de citas que acompañan la narración de cada dimensión brinda evidencia sobre las proposiciones bajo las cuales las narraciones se construyen aumentando los niveles de fidelidad y certidumbre. El Ejemplo 5.3 ilustra cómo presentar los resultados utilizando una narración temática y colección de citas.

EJEMPLO 5.3
NARRACIÓN TEMÁTICA Y COLECCIÓN DE CITAS: DIMENSIÓN APOYO SOCIAL
Esta narración temática corresponde a un extracto de un informe desarrollado a partir de un estudio hecho por Finkelstein en 2011 en una empresa manufacturera de alimentos. "El apoyo social es la suma de las interacciones sociales disponibles en una organización, tanto con pares como con superiores, que permite realizar las tareas en una organización. Principalmente se manifiesta como la red de soporte social con que las personas cuentan para hacer su trabajo. Además, el apoyo social incluye los aspectos cualitativos de las interacciones, siendo muy importante el apoyo socioemocional que entrega la posibilidad a los trabajadores de reducir la tensión laboral mediante lazos emocionales estables y fuertes. En la presente organización el apoyo social es bajo. Esto se explica por diferentes motivos, entre los que destaca la rivalidad. Al respecto, el apoyo social se ve muy debilitado por la rivalidad entre los trabajadores de planta y los llamados trabajadores "transitorios".

Operador 1: "Hay mucha diferencia en la cantidad de trabajo entre el transitorio y uno de planta. Muy notoria".

Operador 2: "Lo que pasa es que los de planta, por ser de planta se creen jefe, por decirlo así".

Operador 3: "Los de planta tienen más beneficios. Ellos van a todas las charlas que dan. A uno lo dejan de lado".

Esta rivalidad, producto de la demanda desigual, los beneficios diferenciados y la asimetría en el trato, no solo disminuye el soporte e integración entre los trabajadores, sino que expone al estamento en exclusión –transitorios– a mayores niveles de tensión psíquica y a la obligación de aceptar condiciones y situaciones de trabajo con mayor exposición a riesgos, tanto por la demanda laboral como por no contar con la instrucción y experiencia necesarias.

Operador 1: "Nosotros tenemos más en juego que ellos, porque tenemos que velar por el siguiente contrato".

Operador 2: "Claro, tenemos que hacerlas todas, aunque no estemos preparados. Es que uno quiere pasar a ser de planta".

Es necesario intervenir esta dimensión de riesgo organizacional para aumentar el apoyo entre pares y facilitar el traspaso de conocimiento e información horizontal y evitar los accidentes por falta de capacitación cuando los trabajadores son asignados a la línea. Asimismo, la intervención sobre esta dimensión permitirá reducir los riesgos producto de la sobre-exposición física a que los transitorios se someten por tratar de subir su nivel a trabajador de planta".

5. *Diagrama de red causal*

Un diagrama de red causal es una representación visual sobre las relaciones y asociaciones de los principales elementos, componentes o conceptos de un estudio. La red causal en un DCR permite visualizar la dirección y la naturaleza de las interacciones que las dimensiones poseen entre sí. Específicamente permite apreciar relaciones de inclusión, de causa/efecto, funcionales, explicativas, secuenciales y, en general, las diversas interacciones que ocurren entre las diversas dimensiones. Cabe recordar que las dimensiones no se manifiestan de forma aislada, lo hacen en interacción dinámica unas con otras. Un diagrama de red causal ofrece la posibilidad de representar las interacciones dinámicas de las dimensiones y sus subdimensiones, ilustrando la importancia de la co-existencia entre las mismas al momento de considerar estrategias y acciones preventivas. Este tipo de diagrama en un DCR recibe el nombre de "mapa cultural del riesgo", por cuanto constituye una síntesis gráfica de cómo la cultura organizacional, a través de las diversas dimensiones que la componen, incide en la salud y la seguridad de las personas. Al respecto, es posible decir que el "mapa cultural del riesgo" constituye el producto final de un DCR, por cuanto es la representación concluyente del fenómeno en estudio, esto es, la manera en que el conjunto de dimensiones culturales de una organización inciden en la producción de accidentes, enfermedades y malestar laboral. El Diagrama 5.11 constituye un extracto simplificado de un diagrama de red causal realizado el año 2013 como parte del informe de un DCR para una empresa minera. Como se puede apreciar en el Diagrama 5.11, un diagrama de red causal no solo permite ilustrar la existencia de relaciones entre las dimensiones y las subdimensiones, sino el tipo de relación. Mientras la dirección de la interacción es evidenciada por la flecha, el carácter de la interacción es ilustrado por el tipo de línea y su grosor. Un diagrama de red causal facilita la comprensión general de cómo las dimensiones culturales del riesgo interactúan entre sí impactando la salud, la seguridad y el bienestar de los miembros de una organización. Ofrece una síntesis gráfica del fenómeno completo sin descuidar detalles importantes para tomar decisiones sobre las intervenciones preventivas a desarrollar.

Diagrama 5.11. Diagrama de red causal.

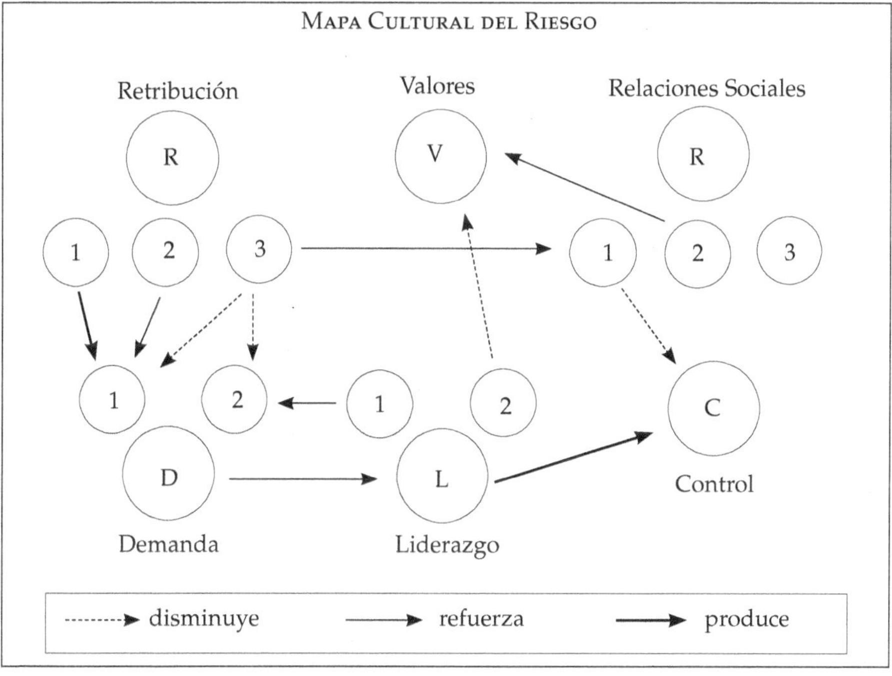

Epílogo

La ejecución de un DCR, esto es, un diagnóstico organizacional para detectar, identificar, analizar e interpretar las dimensiones culturales del riesgo no es una tarea sencilla. Como se ha expuesto, es una tarea compleja y demandante que exige un cuerpo de conocimientos teóricos y metodológicos importantes. Al respecto, quizás lo más importante para implementar un DCR es que el investigador maneje un conocimiento acabado sobre el marco teórico (véase Marco Teórico en este capítulo), pues si bien es importante que el investigador conozca bien todas las fases de un DCR, esto es, el muestreo, la recolección, el análisis y la interpretación, el marco teórico constituye el aspecto más importante por

153

cuanto es la herramienta principal con que se cuenta para guiar las etapas de un DCR. Esto sucede porque es mediante los conceptos, teorías e hipótesis del marco teórico que se define el tipo de información a recolectar, se organizan las formas de recolectar la información, se generan los patrones para ordenar y clasificar los datos, y se provee de un soporte intelectual para atribuir significado a los patrones descubiertos en el proceso de análisis. En este sentido, la descripción detallada de las dimensiones culturales del riesgo del Capítulo 3 viene a proveer de un marco teórico básico para que un investigador pueda implementar con éxito un DCR. No obstante, es importante que el investigador profundice sus conocimientos y se dirija de forma directa a los textos originales para que desarrolle un cuerpo de conocimiento sólido sobre el tema.

Finalmente, es importante destacar que una visión cultural del riesgo depende de la implementación de un diagnóstico para detectar y comprender las dimensiones de la cultura organizacional en su impacto sobre los accidentes y las enfermedades del trabajo. Sin un diagnóstico no es factible administrar la salud y la seguridad laboral mediante una visión cultural, por cuanto resulta imposible acceder a la cultura para determinar cómo esta influye en las personas y su bienestar. Es vital implementar un diagnóstico que permita adentrarse en el conjunto de significados, percepciones, ideas y modelos mentales que los miembros poseen para detectar las dimensiones culturales del riesgo. La administración de la salud y la seguridad laboral mediante una visión cultural del riesgo es totalmente diagnóstico dependiente.

Bibliografía

Aronsson G. (1991). Dimensions of Control as Related to Work Organization, Stress, and Health. In J. Johnson & G. Johansson (Eds.), *The Psychosocial work environment: work organization, democratization, and health: essays in memory of Bertil Gardell*. New York: Baywood Publishing Company.

Asociación Chilena de Seguridad (2009). *Estudio Sector Forestal*. Santiago: Gerencia de Marketing.

Asociación Chilena de Seguridad (2010). *Anuario Estadístico 2009*. Santiago: Gerencia de Prevención.

Asociación Chilena de Seguridad (2011). *Base de Datos de Salud año 2010*. Santiago: Gerencia de Salud.

Babbie E. (2007). *The Practice of Social Research* (11th ed). California: Thomson Wadsworth.

Berger P. y Luckmann T. (1986). *La Construcción Social de la Realidad*. Buenos Aires: Amorrortu Editores.

Bird F. y Loftus R. (1976). *Loss Control Management*. Georgia: Institute Press.

Bitrán asociados (2011). Análisis de la Situación de las Enfermedades Laborales en Chile y sus Repercusiones en el Sistema isapre.

Castells M. (2005). *Globalización, Desarrollo y Democracia: Chile en el Contexto Mundial*. Santiago: Fondo de Cultura Económica.

Ceberio M. y Watzlawick P. (1998). *La Construcción del Universo*. Barcelona: Herder.

Comisión Asesora Presidencial para la Seguridad en el Trabajo (2010, Noviembre). *Informe Final*. Recuperado de: http://www.comisionseguridadeneltrabajo.cl

Comte A. (1999). *Discurso Sobre el Espíritu Positivo: Discurso Preliminar del Tratado Filosófico de Astronomía Popular*. Madrid: Editorial Biblioteca Nueva.

Deetz S., Tracy S., y Simpson J. (2000). *Leading Organizations Through Transition*. Thousand Oaks: Sage.

De Man H. (1929). *Joy in Work*. London: George Allen and Unwin.

Dümmer W. (1997). Occupational Health and Workman's Compensation in Chile. *Applied Occupational and Environmental Hygiene, 12(12)*, 805-812.

Edwards R. (1979). *Contested Terrain: the Transformation of the Workplace in the Twentieth Century*. New York: Basic Books.

Fineman S. (2003). *Understanding Emotion at Work*. London: Sage.

Finkelstein R. y Salas F. (2010). Prevención de Riesgos desde el Observador: Un Paradigma Cultural. *Ciencia & Trabajo, 39*, 44-52.

Finkelstein R. y Salas F. (2010). Acción Insegura: ¿Mito o realidad? *Prevención de Riesgos, 29(87)*, 22-25.

Frankenhauser M., and Johansson G. (1986). Stress at work: Psychobiological and psychosocial aspects. *Int. Rev. Appl. Psychol.* 35: 287-299.

Frankenhauser M. (1991). A Biopsychosocial Approach to Work Life Issues. In J. Johnson & G. Johansson (Eds.), *The Psychosocial work environment: work organization, democratization, and health: essays in memory of Bertil Gardell.* New York: Baywood Publishing Company.

Gardel B. (1981). Psychosocial aspects of industrial production methods. In *Society, Stress and Disease, vol.4: Working Life,* pp. 65-75. Oxford: Oxford University Press.

Gardel B. (1987). *Work Organization and Human Nature.* The Swedish Work Environment Fund, Stockholm.

Geertz C. (1973). *The Interpretation of Cultures.* New York: Basic Books.

Glesne C. (2011). *Becoming Qualitative Researchers: An Introduction.* Boston: Pearson.

Guba E. y Lincoln Y. (1994). Competing Paradigms in Qualitative Research. In N. K. Denzin & Y. S. Lincoln (Eds.), *Handbook of Qualitative Research,* Sage: 105-117.

Heinrich H.W. (1950). *Industrial Accident Prevention: A Scientific Approach* (3rd ed.). New York: McGraw-Hill.

Instituto Nacional de Estadísticas (2018, 26 de Junio). *Boletín Empleo Trimestral Edición Nº 235 .* Recuperado de: http://www.ine.cl

Johnson J. (1991). Collective Control: Strategies for Survival in the Workplace. In J. Johnson & G. Johansson (Eds.), *The Psychosocial work environment: work organization, democratization, and health: essays in memory of Bertil Gardell.* New York: Baywood Publishing Company.

Karasek R. y Theorell T. (1990). *Healthy Work: Stress, Productivity, and the Reconstruction of Working Life.* New York: Basic Books.

Karasek R. (1991). The Political Implications of Psychosocial Work Redesign: A Model of the Psychosocial Class Structure. In J. Johnson & G. Johansson (Eds.), *The Psychosocial work environment: work organization, democratization, and health: essays in memory of Bertil Gardell.* New York: Baywood Publishing Company.

Kuhn T. (1971). *La Estructura de las Revoluciones Científicas.* Buenos Aires: Fondo de Cultura Económica.

Le Compte M. y Schensul J. (1999). *Designing and Conducting Ethnographic Research.* Boulder: Altamira Press.

Lennerlof L. (1991). Learned Helplessness at Work. In J. Johnson & G. Johansson (Eds.), *The Psychosocial work environment: work organization, democratization, and health: essays in memory of Bertil Gardell.* New York: Baywood Publishing Company.

Marmot M. (2004). *The Status Syndrome: How Social Standing Affects our Health and Longevity.* New York: Henry Holt and Company.

Ministerio de Salud (2015, 24 de Marzo). *Informe Coloquios de Salud Ocupacional 2014.* Recuperado de: http://www.minsal.cl

Miranda G. (2017). Cuestiones preliminares a la discusión de una política de protección de la salud mental de los trabajadores: Reflexiones a partir del caso chileno. En H. Foladori y P. Guerrero (Eds.), *Malestar en el trabajo: Desarrollo e intervención.* Santiago: LOM ediciones.

Moscovici S. (2001). *Social Representations*. New York: New York University Press.

Nietzsche, F. (2009). *La Voluntad de Poder*. Madrid: Edaf.

Pereda C. (2013). Cada Día se Producen 70 Agresiones Sexuales en el Ejército de EE.UU. *El País*. Recuperado de: http://www.elpais.com.

Reynoso C. (1998). *El Surgimiento de la Antropología Posmoderna*. Barcelona: Gedisa.

Royal Commission on the Pike River Coal Mine Tragedy (2012) Royal Commission Report, Volume Two. New Zealand. Recuperado el 27 de Marzo de 2013 de: http://pikeriver.royalcommission.govt.nz/Final-Report

Schein E. (2010). *Organizational Culture and Leadership* (4th ed). San Francisco: Jossey-Bass.

Schensul S., Schensul J., Le Compte M. (1999). *Essential Ethnograpich Methods: Observations, Interviews and Questionnaires*. Lanham: Altamira Press.

Scott C. y Trethewey A. (2008). Organizational Discourse and the Appraisal of Occupational Hazards: Interpretive Repertoires, Heedful Interrelating, and Identity at Work. *Journal of Applied Communication Research, 36*(3), 298-317.

Saussure F. (2007). *Curso de Lingüística General*. Buenos Aires: Losada.

Searle J. (1997). *La Construcción de la Realidad Social*. Barcelona: Paidós.

Siegrist J. (1996). Adverse Health effects of high-effort/low-reward conditions. *Journal of Occupational Health Psychology. 1*(1), 27-41.

Superintendencia de Seguridad Social (2017, 20 de Abril). *Informe Anual Estadísticas de Seguridad Social 2016*. Recuperado de: http://www.suseso.cl

Thackaberry J. A. (2004). Discursive opening and closing in organizational self study: Culture as the culprit for safety problems in wild land firefighting. *Management Communication Quarterly, 17*(3), 319-359.

Van Dijk T. (2009). *Discourse and Context. A Sociocognitive Approach*. New York: Cambridge University Press

Wilber, K. (1997). *The Eye of Spirit*. Boston: Shambhala.

Wilkinson C. (2001). *Fundamentals of Health at Work: The Social Dimensions*. New York: Taylor & Francis.

Zoller H. (2003). Health on the Line: Identity and Disciplinary Control in Employee Occupational Health and Safety Discourse. *Journal of Applied Communication Research, 13*(2), 118-139.

Zoller H. (2003). Working Out: Managerialism in Workplace Health Promotion. *Management Communication Quarterly, 17*(2), 171-205.